常见病中西医防治问答丛书

帕金森病防治必读

刘　泰　胡玉英 / 主编

中国中医药出版社
·北 京·

图书在版编目（CIP）数据

帕金森病防治必读 / 刘泰，胡玉英主编 .—北京：中国中医药出版社，
2020.6（2023.3 重印）
（常见病中西医防治问答丛书）
ISBN 978 - 7 - 5132 - 4701 - 6

Ⅰ . ①震⋯　Ⅱ . ①刘⋯　②胡⋯　Ⅲ . ①帕金森综合征—防治—
问题解答　Ⅳ . ① R742.5-44

中国版本图书馆 CIP 数据核字（2017）第 310451 号

中国中医药出版社出版
北京经济技术开发区科创十三街 31 号院二区 8 号楼
邮政编码　100176
传真　010-64405721
河北新华第二印刷有限责任公司印刷
各地新华书店经销

开本 880 × 1230　1/32　印张 5.5　字数 120 千字
2020 年 6 月第 1 版　2023 年 3 月第 2 次印刷
书号　ISBN 978 - 7 - 5132 - 4701 - 6

定价　35.00 元
网址　www.cptcm.com

服 务 热 线　010-64405510
购 书 热 线　010-89535836
维 权 打 假　010-64405753

微信服务号　zgzyycbs
微商城网址　https://kdt.im/LIdUGr
官 方 微 博　http://e.weibo.com/cptcm
天猫旗舰店网址　https://zgzyycbs.tmall.com

如有印装质量问题请与本社出版部联系（010-64405510）
版权专有　侵权必究

前　言

帕金森病，又称震颤麻痹，属于运动障碍性疾病，由英国内科医生詹姆斯·帕金森（James Parkinson）博士于 1817 年提出。从 1997 年开始，欧洲帕金森病联合会将每年的 4 月 11 日确定为"世界帕金森病日"。帕金森病好发于中老年人，随着社会人口的老龄化，该病已成为中老年人主要的致残性慢性疾病之一。据世界卫生组织统计，目前全世界帕金森病患者约 600 万，我国已占总人数的一半。在我国 65 岁以上的老年人口中，大约有 2% 的人患有帕金森病。由于该病起病隐匿，早期症状不明显或不严重，患者并未意识到自己所患为帕金森病或医生识别率低。据国内研究统计，95% 以上的患者均是在三甲医院确诊，故绝大多数患者早期未能及时就医和治疗。一旦确诊为帕金森病，是否应该及早治疗？寻求中医治疗好还是西医治疗好，或是中西医结合治疗好呢？若单纯西医治疗，会不会不良反应很大？若是单纯中医治疗，效果会怎么样呢？在临床治疗帕金森病的过程中，总会碰到许许多多的疑问，很多患者和家属甚至一线医生手头上缺乏相应的手册或者工具书，结合他们自身的特点编写一本适合的专业书籍，或许能起到缓解燃眉之急的作用。

《帕金森病防治必读》主要围绕帕金森病的中西医结合诊治

方面的知识点进行撰写，依据文献资料和我们多年的中西医结合诊治经验进行归纳总结，内容涉及基础篇、治疗篇、调护篇三大部分，涵盖了帕金森病中西医结合诊治的方方面面。本书的特点是紧密结合中西医结合诊治帕金森病的最新进展，实用性强。本书由临床一线的医务人员进行编写，科学性强。为了便于理解，尽量采用通俗易懂的语言，以一问一答的形式进行编写，可读性强，便于理解和记忆。

本书是一本中西医结合帕金森病防治方面的简明实用型参考书，特别适合广大人民群众阅读，亦适合临床实习医生和一线医师，也可作为医学生、见习医师、规培医师和进修医师的参考用书。

本书得到了广西中医药大学及第一附属医院各级领导的关心和支持，得到了许多前辈和同道的热情鼓励和鼎力帮助，本书参考引用了国内外部分医学专著和文献的内容，在此向文献作者表示谢意。虽然我们竭尽所能，但由于学识有限，不足之处在所难免，敬祈专家、读者不吝指正，以便再版时修订提高。

编者

2020 年 1 月

C目 录
ONTENTS

一、基础篇

（一）中医基础

扫码听书

1. 帕金森病与中医的哪个病相似

答：帕金森病与中医的"颤证"相似，颤证又称"颤震""振掉""颤振""震颤"。

2. 颤证是什么病

答：颤证是以头部或肢体摇动颤抖，不能自制为主要临床表现的一类病证。轻者仅头摇或手足微颤；重者头部振摇大动，肢体颤动不止，甚则肢节拘急，失去生活自理能力。

3. 颤证的特点是什么

答：（1）具有头部或肢体摇动颤抖，不能自制等特定临床表现。

（2）多见于中老年人，男性多于女性。

（3）起病缓慢，逐渐加重，不能自行缓解。部分患者发病与情志有关，或继发于脑部病变。

4. 颤证的病因是什么

答：（1）实证：①风阳内动：多由于年迈，或久病肾亏，或劳欲太过，使肝肾阴虚，精血俱耗，以致水不涵木，风阳内动，筋脉失养，故颤动、拘急、强直等症状由此而生；亦可由暴怒伤肝而气机不畅，阳气内郁，化热生风，风阳暴张，上冲头部或窜入经络，扰动筋脉而成。②痰热动风：由于肺、脾、肾亏虚而致痰浊内生，又因五志过极，肝热化火，痰热互结，风火交盛，从而导致震颤。痰热夹风阻于四肢，则见肢体颤动；上冲于脑，则见头部摇动。③瘀血夹风：年老体弱，髓海不足，或气血亏虚，气虚无力行血，血行不畅，日久成瘀，瘀阻脉道，又使得气血运行不畅，经脉不通，失于濡养，则拘急或颤抖。又因患者多为年老之人，常肝肾不足，水不涵木，风阳内动，故瘀血夹风而发病。

（2）虚证：①髓海不足：久病、年迈而肾亏精少，或由于七情之伤、房室太过等暗耗肾精，肾虚髓减，髓海失充，神机失养，筋脉肢体失主，而成本病。②气血亏虚：多由劳倦过度，或饮食不节，或思虑内伤，心脾俱损，心气衰少，无力行血以荣四肢百骸；脾气受损，气血生化乏源，气血不足，不濡肢体经脉，筋脉失养，而成本病。

5. 帕金森病与肝有关吗

答：中医学认为，肝的主要生理功能是主藏血和主疏泄。肝藏血是指肝脏具有贮藏血液、调节血量的生理功能。肝藏血功能对防止出血、制约和涵养肝阳有着重要意义。若肝藏血功能失常，则可能会血不养筋，可见筋脉拘急、震颤。肝体阴而用阳，"体"是肝的本体，"用"是肝的功能特性，肝为刚脏，以血为体，以气为用。肝为藏血之脏，血属阴，故肝体为阴；肝主疏泄，性喜条达，内寄相火，主升主动，故肝用为阳。肝为刚脏，古人把肝喻为将军之官，在志为怒，又为风木之脏，有刚强之性，其气易亢易逆。肝主藏血，血属阴，其体阴柔；肝主疏泄，其用阳刚。刚柔相济，阴阳和调，则肝的功能正常。此外，肝之阴血赖肾之阴精以涵养，方能充盈，故肝之阴常不足，而其阳常易亢。因此，病理上，肝气易逆，肝阳易亢，肝风易动，侵扰筋脉，临床上可出现肢体震颤等症状。

《素问·五脏生成》云："故人卧血归于肝。"唐代医家王冰注释说："肝藏血，心行之，人动则血运于诸经，人静则血归于肝脏。"说明肝可以通过自身的藏血功能来调节全身的血液分布。《素问·六节藏象论》云："肝者，罢极之本，魂之居也，其华在爪，其充在筋，以生血气，其味酸，其色苍，此为阳中之少阳，通于春气。"肝主筋，司全身筋骨关节之屈伸，筋的活动有赖于肝血的滋养。正常情况下，肝血充沛，则筋有所养，舒屈自如；若肝血不足，血不养筋，筋失濡养，可出现运动障碍、震颤等一系列症状。《素问·经脉别论》曰："食气入胃，散精于肝，淫气于筋。"说明肝血充盈，才能润筋，筋得其所养，才能运动矫健、轻盈有力，否则会筋急风动而变生颤证。《素问·五脏生成》曰："诸筋者，皆属于节。"肝为血海，在体合筋，筋收缩和弛张能支配肢体、关节的运动，肝的藏血功能受损，血不养筋，筋脉失养，则可见肢体麻木、屈伸不利，甚则震颤、抽搐，表现为颤证。《素问·至真要大论》曰："诸风掉眩，皆属于肝。"此风为内风，若肝脏阴血亏损，肝风内动，动风伤筋，同时血络筋脉失于濡养，筋急不柔，则可诱发筋脉挛急、关节屈伸不利、摇动震颤等症状；"诸暴强直，皆属于风"，此风为外风，风伤筋膜则筋急不柔，易发为颤证。

肝为气机之枢，忧思郁怒常易伤肝，肝失疏泄，全身气机常因此不能升发，无力调畅气血，使气血津液输布失常，瘀血、痰浊等病理产物易生；若肝气横逆乘脾，易致脾胃升降失司，脾失健运，导致水谷精微不得输布，水湿内蕴，聚湿生痰，痰阻经络，血行不畅，血滞成瘀，痰瘀互阻，筋脉失养，可见肢体震颤、拘急。以上均阐述了颤证与肝有密切的联系。

6. 帕金森病与肾有关吗

答：《素问·灵兰秘典论》谓："肾者，作强之官，伎巧出焉。"肾为先天之本，阴阳之根，命门之所居。命门内寓先天之水火，为元气之所系。元气是人体最原始、最基本的气，它由先天之精所化，而先天之精藏之于肾，是构成肾精的主要物质，肾精是元气发生作用的物质基础。肾精化生肾气，肾气又可以根据其功能特点之不同，分为肾阴、肾阳两个方面。肾阴又名真阴、元阴，肾阳又名真阳、元阳。肾阴、肾阳为全身阴阳之根本。"五脏之阴气，非此不能滋；五脏之阳气，非此不能发"，肾之精、气、阴、阳与他脏之精、气、阴、阳存在着相互资助、相互为用的关系，肾阴、肾阳充足，则五脏阴阳正常，五脏功能协调。病理情况下，肾之精、气、阴、阳与他脏之精、气、阴、阳又可相互影响。

肾在阴阳属性中被称为阴中之阴，在五行中属水，肾有主藏精、促进生长发育的生理功能，肾在体为骨，即肾主骨。肾为先天之本，藏先天之精。肾精充盛，骨髓生化有源，骨髓充足，神机充盈，筋脉肢体得养而体健。又有肝属木，肾水滋生肝木，故有"肝肾同源"之说，肝肾同源则致精血相互化生。肾为肝之母脏，肾水滋养肝木，肾藏精，精能生髓，脑者髓之海，元神之府，神机之源，髓之养有赖于肾精。肾之阴精亏虚必然导致水不涵木，肝阴亦虚，精血互化失常，肝血缺乏肾精的化生，肝肾之阴不足而风木动摇，风阳升动，进而发展成颤证，见身摇肢颤。

本病多发于中老年人，从中医角度来看，此年龄段正是人体各脏腑功能虚衰的阶段，尤以肾中精气渐衰为主要生理特点。人的生长壮老主要取决于肾气盛衰，肾虚则五脏皆虚，而五脏虚又穷必极肾，影响精、气、血的生化与运行，导致头摇肢颤、肢体活动不利、行动迟缓、肌强直等。帕金森病病程日久，脏腑日益虚衰，肾虚日剧，加重帕金森病，头摇或肢体震颤，震颤幅度较大；肢体拘挛，活动受限，项背前倾，屈伸不能，步态慌张；表情呆板，面色晦暗，头晕眼花，皮脂外溢，发甲焦枯。因此，帕金森病与肾有关。

7. 帕金森病与痰有关吗

答：帕金森病的发病与"痰"密切相关。在生理状态下，水谷之精气得脾之健运、肺之调节、肾之煦蒸、三焦之气化，或化为血，或化为津液，以营养全身；或变为汗，或变为气，或变为溺（尿），排出体外。在病理状态下，脏腑失却正常生化输布功能，或游溢之水谷精气遇阴寒聚而为水为饮，得火气之煎熬变津成痰。痰主要是肺、脾、肾功能失调，水液代谢障碍所变生，古有"水泛为痰""水沸为痰"之说，由内湿所化，或因素体肥胖，痰湿过盛，或因过食肥甘厚味，大量饮酒，致痰湿内蕴，或因饮食劳倦，内伤脾胃，水湿停蓄而致。痰浊为害广泛，内而脏腑，外而皮肉筋骨，上及巅顶，下至涌泉，多随气机升降而行，且可与火邪、风热之邪相兼致病。痰热内蕴，阳盛化风，筋脉失于约束或筋脉失养，痰热夹风阻于四肢，以致肢体震颤。

8. 帕金森病与瘀血有关吗

答：人体正常的生理功能有赖于气血的正常运行。气为血之帅，气行则血行。瘀血是脉管内运行迟滞之血，或已从脉管溢出而仍停于体内之血。《素问·五脏生成》云："足受血而能步，掌受血而能握，指受血而能摄。"《灵枢·邪客》云："邪气恶血固不得住留，住留则伤筋络骨节，机关不得屈伸，故病挛也。"若气机失调，鼓动无力，血液不能循于常道，或溢于脉外，或瘀阻脉中，或阻滞脏腑内，致使瘀血内生，阻于脉道，气血运行不畅，经脉肌肤失其濡养，则见肢体震颤、肌肉强直、屈曲不利、动作迟缓等症状。

9. 帕金森病与火邪有关吗

答：火为五行之一，泛指阳性、热性的事物或亢进的状态，火的名称虽然繁多，但归纳起来无非正火与邪火两大类。所谓正火，即生理之火，是主乎生化的阳气。万物生化由乎阳，人之有生亦由乎阳，人体生生不息的生命活动，所有脏腑的功能活动，无一不赖于阳气，故正火实为生命之化源。凡病因中的火邪，病变中产生的火热现象，都是有害于人体的亢烈之火，皆为

"三因"在体内所化之邪火，是病理之火，能消耗人体的正气而发病，故为邪火。《素问·至真要大论》云："诸热瞀瘛，皆属于火。"即筋脉挛急可由火热扰乱神明，引动肝风而致。火为阳邪，火热易生风动血，火热之邪侵犯人体，燔灼肝经，耗劫阴液，筋脉失养，易肝风内动，而致震颤。

10. 帕金森病与气血亏虚有关吗

答：气中有血，血中有气，气与血不可须臾相离，二者互根互化，气对血具有推动、温煦、化生、固摄等作用，血对气具有濡养、运载作用，气的虚衰必然累及血，同样血的亏虚必然波及气，导致气血两虚。气属阳，主动，气主煦之；血属阴，主静，血主濡之。气血营养四肢百骸，当气虚不能生血、血虚不能化气时，气血生化乏源，气血亏虚，筋骨失于濡养，而成本病。

《素问·调经论》指出："血气不和，百病乃变化而生。"如果气血失常，必然会影响到机体的各种功能活动，从而导致各种疾病的发生。《医宗己任编·战振》云："大抵气血俱虚，不能荣养筋骨，故为之振摇，而不能主持也。"本病好发于老年人，人至老年则脏腑虚弱，气血不足，如《素问·上古天真论》云："丈夫……七八，肝气衰，筋不能动。"《灵枢·营卫生会》云："老者之气血衰，其肌肉枯，气道涩。"气血濡养四肢百骸，老年人气血生化不足，养筋之肝血自然不足，加之血脉瘀滞，气血不能很好地通达筋膜，则筋失所养而出现手足震颤、屈伸不利、运动障碍等一系列风气内动之象。由此可见，帕金森病与气血亏虚有关。

11. 帕金森病与年老体衰有关吗

答：帕金森病多发于中老年人。中医学认为，这个年龄段是人体各脏腑功能虚衰的阶段，尤以肾中精气由盛至亏渐衰为主要生理特点。《素问·阴阳应象大论》云："年四十，而阴气自半也。"中老年以后，肾精逐渐衰减，加之色欲劳顿之消耗，而致阴精衰少，肝之阴血亦渐有不济，水不涵木，或久病及肾，年高多病缠身，致使肝肾亏虚，均可导致肝肾不足，精血亏虚，筋脉失养而虚风内动，发为本病。《证治准绳·颤振》指出："此病壮年鲜有，中年以后乃有之，老年尤多。夫老年阴血不足，少水不能制盛火，极为难治。"年老体衰，则肾精逐渐亏损，肾为肝之母，所谓"肝肾同源"，肾精不足亦可致肝血亏损，从而导致筋脉失养的症状。老年人脏腑功能衰退，脾脏亏虚而运化失职，一则津不化水而生痰，二则气血生化乏源，气血亏虚而致瘀，痰瘀互阻，引动肝风，肝风夹痰瘀上扰神明，则发震颤不止。由此可见，帕金森病与年老体衰有关。

12. 先天禀赋不足会引起颤证吗

答：先天禀赋不足是指小儿禀受父母的精气不足。先天禀赋主要取决于父母，父母之精气是构成生命个体的物质基础，是决定体质形成和发展的主要原因。先天禀赋的强弱决定体质差异的基调，构成自身体质特征的相对稳定性。《小儿卫生总微论方·禀受论》说："人禀父母精血化生……生阴阳夫妇自然之理也。人之禀赋，自受气至胎化，自成型至生养，亦皆由焉。"先天禀赋不足，肾精亏损，肝血不足，髓海失充，使肢体筋脉失于濡养，发为本病，多表现为头摇肢颤、肌强直等症状。因此，先天禀赋不足会引起颤证。

13. 久病体弱会引起颤证吗

答：久病则阴阳失调，邪盛正衰，同时又使脏腑、经络、气血等相互关系失去协调，久病迁延不愈兼体质虚弱，累及肾，高年多病重叠，致肝肾亏虚，脏腑功能和阴阳气血失调，精血俱损，筋脉不舒而致本病，出现肢体、头部颤动不能自制等特定临床症状。由此可见，久病体弱会引起颤证。

14. 郁怒伤肝会引起颤证吗

答：中医学认为，七情是人类的七种情志活动，包括喜、怒、忧（郁）、思、悲、恐、惊。怒作为七情之一，它的产生必须有一定的基础。《黄帝内经》认为七情的生理基础是五脏气血阴阳，以五脏为基础，以气血津液为物质营养，通过经络运行而完成。五脏气血阴阳的平衡协调决定正常七情的表现。若气血功能失调，可致脏腑功能失调，从而产生相应的情志变化。《素问·调经论》曰："血有余则怒。"即血有余随气上逆，表现为易怒。《素问·阴阳应象大论》曰："肝在志为怒。"即怒由肝的精气所化生。肝主疏泄，喜条达，五行中属木，应东方，居左，故有肝气左升之说。肝的生理功能正常，则条达有致，升降有序。盛怒会导致升降失衡，疏泄失常，见胁痛、胸闷、头痛、口苦、咽干、纳果、腹胀等。由于肝以阴血为本体，以气为功用，怒则会伤气、伤阴，使气机上逆，疏泄功能发生异常。肝在体为筋，肢体关节的运动有赖于肝血的濡养，郁怒则肝失疏泄，筋脉失养，故见颤证。

15. 思虑太过会引起颤证吗

答：思为七情之一，脾在志为思，思虑过度易损脾胃。《血证论》云："脾为阴中至阴，盖五脏俱属阴经，而脾独名太阴，以其能统主五脏，而为阴之守也。其气上输心肺，下达肝肾，外灌溉四旁，充溢肌肉，所谓居中央，畅四方者如是。"《校注妇人良方》谓："夫脾为中州，意智之脏也，诸经皆赖其养。"长期过度思虑使脾失健运，气血生化乏源，致气血不足，不能荣养四肢，血虚风动，发为颤证；或耗伤脾阴，影响其滋养濡润脏腑、四肢百骸的作用，则脾不能主四肢，四肢不得养，故见震颤、运动不灵活等症状，遂成颤证。

16. 恣食肥甘厚味会引起颤证吗

答：肥甘厚味之品蓄积体内，久之则转化为脂液。脂液可肥腠理，使腠理致密，阻绝阳气，郁而化热，加之饮食易停滞于胃，不能及时运化而伤脾，积久生痰化热，阳盛化风，风阳内动，则筋脉失于约束致肢体震颤，遂成本病；或伤脾，导致脾气不足或脾阴亏虚，不能运化水谷精微供养肌肉筋脉，肌肉筋脉失濡而发为本病，出现肌强直、运动迟缓等症状。

17. 饥饱无常、过食生冷会引起颤证吗

答：饥饱无常、过食生冷易损伤脾胃，使气血生化乏源，筋脉失养，从而发为颤证。

18. 饮酒成癖会引起颤证吗

答：中医学认为，酒性味辛甘温热，入心、肝、肺、胃经，五行属风火，发散力强，走窜力大，能行气走血，助阳化气，祛阴之形。酒善行易走窜，开泄力强，用其太过会使体内气血妄行，耗气伤血，损及阴液，导致气血不均衡或过度消耗，体内多聚湿、生痰、化热，痰热化风，风、火、痰均可使筋脉失于约束，致肢体震颤，行动迟缓不灵活，步履慌张，表情淡漠、呆滞等，遂成本病。

19. 劳累太过会引起颤证吗

答：颤证实证多因风阳内动、痰热动风、瘀血夹风，虚证多因髓海不足、气血亏虚。劳倦过度，行役劳苦，使肌肉筋脉疲极损伤，心脾俱损。心气衰少，无力行血以荣四肢百骸；脾气受损，气血生化乏源，气血不足，不濡肢体筋脉，筋脉失养，发为颤证。

20. 贪逸少动会引起颤证吗

答：贪逸少动，使气缓脾滞，气血日减，筋脉失于濡养而不得任持自主，发为颤证。

21. 颤证的基本病机是什么

答：颤证的基本病机为肝风内动，筋脉失养。肝主身之筋膜，为风木之脏，筋脉不能任持自主，随风而动，牵动肢体及头颈颤抖摇动。其中又有肝阳化风、血虚生风、阴虚风动、瘀血生风、痰热动风等不同病机。

22. 颤证的病位在哪

答：颤证病在筋脉，与肝、肾、脾有关。各种原因导致气血阴精亏虚，不能濡养筋脉；或痰浊、瘀血壅阻经脉，气血运行不畅，筋脉失养；或热甚动风，扰动筋脉，而致肢体拘急颤动。

23. 颤证的病理性质是什么

答：颤证的病理性质总属本虚标实。本虚为脏腑功能减退，精血亏虚；标实为风、火、痰、瘀诸端。本病初期多以标实为主，随病程的延长，本虚之象逐渐加重，往往因虚致实，因实致虚，病理变化复杂，虚实寒热夹杂。

24. 颤证各病理因素之间可以相互转化吗

答：可以。本病病理因素为风、火、痰、瘀。风因阴虚、血虚而生，也可阳亢动风或痰热化风。火有实火、虚火之分，虚火为阴虚生热化火，实火为五志过极化火，火热耗灼阴津，扰动筋脉不宁。痰因脾虚不运化水湿而成，或热邪煎熬津液所致，痰邪多与肝风或热邪兼夹为患，闭阻气机，致使肌肉筋脉失养，或化热生风致颤。久病多瘀，瘀血常与痰浊并病，阻滞经脉，影响气血运行，致筋脉肌肉失养而震颤。

25. 颤证的中医诊断依据有哪些

答：（1）头部及肢体颤抖或头部摇动，不能自制等特定临床表现。轻者头摇、肢颤，重者头部震摇大动，肢体颤动不已，不能持物。

（2）常伴行动迟缓、活动减少、语言缓慢不清、神识呆滞、口角流涎等症状。

（3）多见于中老年人，男性多于女性。起病缓慢，逐渐加重，不能自行缓解。部分患者发病与情志有关，或继发于脑部病变。

26. 颤证患者为什么会失眠

答：颤证患者若由于病理因素相互影响转化导致心脾两虚，生化之源不足，或肾精耗伤，阴虚火旺，或心胆气虚，或宿食停滞化热，食热扰胃，或肝火扰神，均能使心神不安，心血不静，阴阳失调，营卫失和，阳不入阴，出现失眠。

27. 颤证患者为什么会记忆力差甚至痴呆

答：脑者，髓之海，元神之府，神机之源，髓之养有赖于肾精。颤证患者若肾精亏虚，髓海不足，脑失所养，则记忆力差、寤寐颠倒，甚则啼笑反常、言语失序；若思虑过度，伤及心脾，气血亏虚，脑失所养，能令人健忘、痴呆；若痰浊蒙窍，瘀阻脑络，心肝火旺，终致神机失用，而致痴呆。临床多见虚实夹杂证。

28. 颤证患者会出现"鬼魂附体"吗

答：颤证患者出现的谵语、幻觉等，即民众所谓的"鬼魂附体"。谵语是因外感热病，温邪内入心包营血，阳明实热引起痰热之邪扰乱神明，而致神志不清、胡言乱语等。颤证患者若因风

13

阳内动、痰热动风或瘀血夹风致病，复感热病，温病病情加重，或失治误治导致阴阳失调，心神被扰，神机逆乱，可出现谵语等，病情危重。

29. 颤证患者为什么会便秘

答：颤证患者若因风阳内动、痰热动风或瘀血夹风致病时，引起胃热炽盛，下传大肠，燔灼津液，大肠热盛，燥屎内结，可成便秘；肺与大肠相表里，肺之燥热下移大肠，则大肠传导功能失常，而成便秘；肝气郁滞，气滞不行，腑气不能畅通，而成便秘；若因髓海不足和气血亏虚，脾胃虚弱，传送无力，糟粕内停，致大肠传导功能失常，亦成便秘；肾与肠相连，肾主五液而司二便，若肾阴不足，则肠道失润，或肾阳不足致大肠失于温煦而传送无力，可导致便秘。

30. 颤证患者会出汗过多吗

答：颤证患者若因风阳内动、痰热动风致病，热邪郁蒸，迫津外泄，可出现多汗，属实；而由气血亏虚、阳气虚衰、髓海不足、阴虚火旺所致多汗，属虚。

31. 颤证患者为什么会流涎

答：颤证患者劳倦过度或思虑内伤，心脾俱损，心气衰少，无力行血以荣四肢百骸，脾气受损，气血生化乏源，气血不足，固摄无力，出现流涎；饮食失调，情志内伤引起脾胃阻滞、水湿停留、脾胃湿热，亦可引起流涎；年老久病患者肾阳虚衰，膀胱气化无力，三焦失其通调水道之功，也可出现流涎。

32. 颤证患者为什么会心悸

答：心悸的发生多因体质虚弱、饮食劳倦、七情所伤、感受外邪及饮食不当等，以致气血阴阳亏虚，心失濡养；或痰、饮、火、瘀阻滞心脉，心脉不畅，心神不宁。其病机关键为阴阳失调，气血失和，心神失养。颤证患者若因年迈或久病肾亏，或劳欲太过，肝肾阴虚，肾精阴血俱耗，肾虚髓减，髓海失充，神机失养，以致水不涵木，风阳内动，阴阳失调，气血失和，心神失养，发为心悸；或肺、脾、肾亏虚，痰浊内生，五志过极，肝热化火，痰火上扰，心神不宁，发为心悸；或肝气郁结，气滞血瘀，心脉不畅，发为心悸；或气血生化乏源，心脉失养，发为心悸。

33. 颤证患者为什么会尿频或尿失禁

答：尿频或尿失禁多因外感湿热、饮食不节、情志失调所致，其病机主要为肾虚、膀胱湿热、气化失司。颤证患者若因年迈，或久病肾亏，或劳欲太过，肝肾阴虚，肾精阴血俱耗，肾虚髓减，膀胱气化失约，三焦失其通调水道之功，出现尿频或尿失禁；或饮食不节，脾胃后天之本受损，运化水湿能力减弱而生痰，加之五志过极，肝热化火，肝郁乘脾，痰热互结，积湿生热，湿热蕴结下焦，膀胱气化不利，出现尿频或尿失禁；或年老体弱，髓海不足，气血亏虚，生化乏源，气固摄之功受损或气虚下陷，膀胱气化无权，出现尿频、尿失禁。

34. 颤证患者为什么会出现肢体疼痛、麻木、酸胀、屈

伸不利

答：颤证病位在筋脉，风阳内动、痰热动风、瘀血夹风可扰动筋脉，导致筋脉失养；髓海不足或气血亏虚也可导致肢体筋脉失于濡养，从而出现肢体疼痛、麻木、酸胀、屈伸不利。

35. 颤证的中医诊断评定量表包括哪些内容

答：包括手部动作迟缓、颈肩僵直、肢体拘痉、姿势、上肢协调不能、步态、震颤、面容、言语、生活自理能力 10 项。

36. 如何判断手部动作迟缓的严重程度

答：（1）不受影响（0 分）。

（2）手部快复动作减慢，如持物、系纽扣、书写等缓慢（1 分）。

（3）单侧或双侧手部快复动作中度障碍，如持物、系纽扣、系鞋带、刷牙等尚能做到，但笨拙迟钝，写字出现"小字征"（2 分）。

（4）快复动作严重障碍，不能书写、持物、系纽扣、系鞋带、刷牙（3 分）。

37. 如何判断颈肩僵直的严重程度

答：（1）未出现（0 分）。

（2）颈肩轻度僵直，患侧摇肩幅度 15°～ 20°（1 分）。

（3）颈肩中度僵直，头下落试验缓慢，呈阳性，一侧或双侧受累，僵直重侧摇肩幅度 10°～ 15°（2 分）。

（4）颈肩重度僵直，头下落试验缓慢，呈强阳性，双侧受累，双侧摇肩幅度 0°～10°（3 分）。

38. 如何判断肢体拘疼的严重程度

答：（1）未出现（0 分）。

（2）肢体轻度拘疼，上肢轮替试验正常，下肢患侧摆动时间在 5 秒以上（1 分）。

（3）肢体中度拘疼，上肢轮替试验病侧阳性，下肢一侧或双侧受累，拘疼重侧摆动时间在 3～5 秒（2 分）。

（4）肢体重度拘疼，上肢轮替试验双侧阳性或强阳性，下肢双侧受累，双侧摆动时间在 0～3 秒（3 分）。

39. 如何判断姿势障碍的严重程度

答：（1）正常，头部前屈不到 10cm（0 分）。

（2）头部前屈达 13cm（1 分）。

（3）头部前屈达 15cm，臂部稍屈曲，一侧或双侧手上抬，但仍低于髂骨水平（2 分）。

（4）头部前屈超过 15cm，一侧或双侧手上抬过髂骨水平，手部显著屈曲，膝部也屈曲（3 分）。

40. 如何判断上肢协调不能的严重程度

答：（1）双臂摆动动作良好（0 分）。

（2）一侧上臂摆动动作减少或与下肢步态不协调（1 分）。

（3）一侧上肢不摆动（2 分）。

（4）双臂不见摆动（3 分）。

41. 如何根据步态判断病情轻重

答：（1）跨步良好，步距 45～70cm，转弯时间在 1.5 秒以内，始动时间在 1.5 秒以内（0 分）。

（2）步距 30～45cm，转弯时间 1.6～2.5 秒，始动时间1.6～2.5 秒（1 分）。

（3）步距 20～35cm，转弯时间 2.6～3.5 秒，始动时间2.6～3.5 秒（2 分）。

（4）步距小于 8cm，转弯时间大于 3.5 秒，始动时间大于 3.5秒，或需要他人帮助才能站立（3 分）。

42. 如何根据震颤幅度判断病情轻重

答：（1）未见震颤（0 分）。

（2）震颤幅度不到 2.5cm，静止时见于肢体或头部，活动时见于手部（1 分）。

（3）震颤幅度不超过 9cm，震颤明显，但患者对手部保持一些自制力（2 分）。

（4）震颤幅度超过 9cm，经常存在，醒时即震颤，患者不能自控（3 分）。

43. 如何根据面容特点判断病情轻重

答：（1）面容正常（0 分）。

（2）表情缺乏，口常闭，稍有焦虑或抑郁表情（1 分）。

（3）表情呆板，口唇有时分开，情绪波动时面部表情可有改变，中度焦虑或抑郁表情，时有流涎（2分）。

（4）面具脸，口唇张开0.6cm以上，常口涎外溢（3分）。

44. 如何根据语言变化特点判断病情轻重

答：（1）正常（0分）。

（2）开始嘶哑，音调平淡，仍易懂（1分）。

（3）中度嘶哑及无力，音调单调，有口吃，不易懂（2分）。

（4）显著嘶哑及无力，很难听懂（3分）。

45. 如何根据生活自理能力判断病情轻重

答：（1）无妨碍（0分）。

（2）能照顾自己，但穿衣速度明显减慢，可独自生活，仍能坚持工作（1分）。

（3）有些活动需要他人照顾，如翻身、坐位起立等，各项活动迟缓，但可完成（2分）。

（4）经常需要他人照顾，不能穿衣、进食或单独行走（3分）。

46. 患者能根据颤证中医诊断评定量表了解病情的轻重吗

答：可以。根据评定标准计分累加，颤证病情轻重程度分为轻度（1~10分）、中度（11~20分）、重度（21~30分）。

47. 瘛疭患者手颤会是颤证吗

答：瘛疭即抽搐，多见于急性热病或某些疾病急性发作，发作过程较短，其症见手足屈伸牵引，常伴发热、神昏、两目窜视。颤证为一种慢性疾病，以头部、肢体摇动颤抖为主要表现，手足颤抖动作幅度小、频率快，无肢体抽搐牵引，一般无发热、神昏及其他神志改变症状。结合病史，辅以实验室检查及一些特殊检查，可以鉴别。因此，瘛疭患者手颤不属于颤证。

48. 痉病患者手颤会是颤证吗

答：痉病是指由筋脉失养或热甚动风所致，以项背强直、四肢抽搐，甚至口噤、角弓反张为主要临床表现的一种病证，肢体抽搐幅度大，急性起病。严重者可伴有神昏。颤证是因脑髓失充，筋脉、肢体失控而发生的以头部及肢体摇动颤抖，不能自制为主要临床表现的一种病证，起病缓慢。两者病因不同，发病缓急形式不同。因此，痉病患者手颤不会是颤证。

49. 颤证患者手颤、行走不方便会是中风吗

答：中风是以猝然昏仆，不省人事，口舌㖞斜，半身不遂，舌强语謇为主症的病证。病轻者可无昏仆，仅见半身不遂、口舌㖞斜等症状。颤证是以头部及肢体摇动颤抖，不能自制为主要临床表现的一种病证。轻者头摇肢颤，重者头部振摇，肢体颤动不已，甚则肢体拘急，失去生活自理能力，无不省人事、口舌㖞斜、半身不遂、舌强语謇等表现。因此，颤证患者手颤、行走不方便不是中风，而是由肌肉发硬，活动不灵便所致，与中风不相干。

50. 为什么老年人容易患颤证

答：老年人年老体弱，髓海不足，气血亏虚，神机失养，筋脉肢体失主，引起拘急、颤抖等症状；且年老之人，常肝肾不足，水不涵木，风阳内动，易发为颤证。

51. 为什么年轻人也会患颤证

答：明代孙一奎的《医旨绪余·颤振》有曰："此病壮年鲜有，中年以后乃有之，老年尤多。"颤证分虚实，实证病因为风阳内动、痰热动风、瘀血夹风，虚证病因为髓海不足、气血亏虚。即使是年轻人，若有五志过极、七情内伤、久病劳倦、房劳过度、饮食不节等因素，使水不涵木，风阳内动，筋脉失养；或阳气内郁，化热生风，风阳暴张，上冲头部或窜入经络，扰动筋脉；或肝热化火，痰热互结，风火交盛；或气血亏虚，气虚无力行血，经脉失养；或肾虚髓减，髓海失充，神机失养，筋脉肢体失主，均可发为颤证。因此，年轻人也同样会患颤证，只是较老年人少见。

52. 中医的颤证就是帕金森病吗

答：中医的颤证不单是指帕金森病，还包括其他锥体外系疾病所致的不随意运动的病证，如舞蹈病、手足徐动症等。

（二）西医基础

53. 什么是帕金森病

答：帕金森病，又称震颤麻痹，它是以大脑的黑质多巴胺能神经元变性缺失和路易小体（Lewy body）形成为特征的一种中老年人常见的神经系统变性疾病，其症状可归纳为运动症状和非运动症状两个方面。

54. 可能引起帕金森病的原因有哪些

答：帕金森病的病因至今仍未完全明确，可能与下列因素密切相关：年龄老化，环境因素，遗传因素。

55. 年龄与帕金森病的发病有关系吗

答：年龄与帕金森病的发病有一定的关系。因为本病主要发生于 50 岁以上的中老年人，40 岁以前很少发病，65 岁以上明显增多，提示年龄因素可能与发病有关。相关研究表明，随着年龄增长，尤其是 30 岁以后，黑质多巴胺能神经元开始呈退行性变，数目呈渐进性减少，纹状体内多巴胺递质水平逐渐下降，纹状体的 D1 和 D2 受体逐年减少，酪氨酸羟化酶和多巴胺脱羧酶活力亦减低。通常 60 岁时，按正常老化速度，黑质多巴胺能神经元丢失总量不足 30%，纹状体内多巴胺递质含量减少也不超过 50%，而帕金森病患者中脑黑质细胞的减少非常严重，当黑质多巴胺能神经元数目减少达 50% 以上，纹状体内多巴胺递质含量减少达 80% 以上，路易小体也比正常老年人要多且分布广泛，临床上会出现帕金森病的运动障碍症状，正常神经系统老化并不会达到这一水平，故年龄增高是帕金森病的一个促发因素。

56. 环境因素可引起帕金森病吗

答：研究发现，海洛因中有一种副产品，即 1- 甲基 -4- 苯基 -1236- 四氢吡啶（MPTP），本身无毒性的 MPTP 在脑内胶质细胞中经 B 型单胺氧化酶作用转变为有毒性的甲基 - 苯基 - 吡啶离子（MPP+），后者再经多巴胺能神经元的转运蛋白摄取后聚集在线粒体内，产生过量的氧自由基，抑制线粒体呼吸链复合物 I 活性，阻断了烟酰胺腺嘌呤二核苷酸（NADH）氧化磷酸化系统，使三磷酸腺苷（ATP）生成减少，导致多巴胺能神经元变性坏死。这种嗜神经毒在人和其他灵长类动物均可诱发典型的帕金森综合征，其临床、病理、生化及对多巴胺替代治疗的反应等特点均与人类原发性帕金森病十分相似。大量研究表明，环境中的工业或农业毒素，如某些除草剂、杀虫剂、鱼藤酮、异喹啉类化合物等与 MPTP 分子结构相似。现代流行病学调查结果亦显示，长期接触或生活在这些工农业毒素的环境者帕金森病发病率高。因此，环境因素可引起帕金森病。

57. 帕金森病患者的家族成员也会患帕金森病吗

答：流行病学调查结果显示，6%～24% 的帕金森病患者有亲属患此病，同卵或异卵双生子的同患病率较高，故认为本病与遗传有关。20 世纪 90 年代后期，研究发现，意大利、希腊和德国的个别家族性帕金森病患者中有人 α - 突触核蛋白基因突变，呈常染色体显性遗传，其表达产物是路易小体的主要成分。近20年对家族性帕金森病相关的基因研究已经发现，13个染色体位点以孟德尔遗传方式与帕金森病连锁，分别命名为PARK1～PARK13，其中7个为常染色体显性遗传，4个以常染色体隐性方式传递，1个X染色体连锁遗传，还有1个可能与晚发散发性帕金森有关。目前，已有10个与家族性帕金森病相关的致病基因被克隆。上述遗传学研究的成果牢固地确立了遗传因素在帕金森病发病中的重要地位。遗传因素在年轻的（40岁以下）帕金森病患者的发病中可能起到更为重要的作用，目前认为，约10%的患者有家族史，故帕金森病患者的家族成员也可能会患帕金森病。

$58.$ 帕金森病是如何发病的

答：帕金森病的基本病变是黑质多巴胺能神经元及其他含色素的神经元大量变性缺失和路易小体形成，多巴胺含量在基底节中减少的程度与黑质致密区多巴胺能神经元丢失的严重程度密切相关，当基底节中多巴胺含量减少到80%以上时才出现帕金森病的临床症状。黑质致密区的多巴胺能神经元自血液摄入左旋酪氨酸，经细胞内的酪氨酸羟化酶的作用转化为左旋多巴，再经脱羧酶分解成高香草酸而排出。在细胞损害过程中，主要生化改变为酪氨酸羟化酶减少，到晚期多巴胺脱羧酶也减少，多巴胺递质的不足将导致锥体外系功能失调。多巴胺和乙酰胆碱是纹状体内两种最重要的神经递质，功能相互拮抗，维持两者之间的平衡对于基底节环路活动起着重要的调节作用。多巴胺含量在基底节中减少的程度与黑质致密区的多巴胺能神经元丧失的严重程度密切相关，帕金森病时由于黑质多巴胺能神经元变性丢失，纹状体多巴胺含量显著降低，乙酰胆碱系统功能相对亢进，产生震颤、肌强直、运动减少等临床症状。帕金森病的运动症状是由多巴胺神经递质缺乏引起，应用左旋多巴制剂的替代疗法获显效可以证实。在疾病过程的中期或晚期还会出现多种非多巴胺能的非运动症状，包括抑郁、淡漠、焦虑、幻觉、睡眠障碍、性功能障碍、多汗、流涎、疼痛、便秘等，使用复方左旋多巴治疗无效，则可能与乙酰胆碱、去甲肾上腺素、5-羟色胺、氨基丁酸、谷氨酸等神经递质紊乱有关。

目前认为，帕金森病绝不是单一因素所致，而是多因素交互作用所致。除了基因突变导致少数患者发病外，基因易感性可使患病概率增加，但不一定发病，只有在环境因素、神经系统老化等因素共同作用下，通过氧化应激、线粒体功能紊乱、蛋白酶体功能障碍、炎性和（或）免疫反应、钙稳态失衡、兴奋性毒性、细胞凋亡等机制导致纹状体中多巴胺与乙酰胆碱两大递质系统的功能相互拮抗，即多巴胺水平显著降低，造成乙酰胆碱系统功能相对亢进，这种递质失衡及皮质-基底核-丘脑-皮质环路活动紊乱导致肌张力增高、动作减少等运动症状而发病。

59. 帕金森病患者的脑组织里会有病变吗

答：帕金森病患者的脑外观无明显改变，脑组织切面上的主要改变是中脑黑质、脑桥蓝斑及迷走神经背核等处脱色，其中尤以黑质最为显著，外观变浅甚至完全无色。光镜下可见该处的神经细胞脱失，残留的神经细胞中有路易小体形成及胶质细胞增生；黑质神经元消失具有特殊分布区，主要见于致密带的腹外侧部，腹内侧部次之，背侧部较轻；出现临床症状时该处多巴胺神经元丢失至少达 50% 以上，症状明显时细胞丢失更严重；路易小体见于黑质、蓝斑、迷走神经背核、丘脑、下丘脑和无名质残存的神经元的胞体中；HE 染色呈圆形的嗜伊红的包涵体，是由细胞质蛋白质所组成的玻璃样团块，其中央有致密的核心，周围有细丝状晕圈；α-突触核蛋白、泛素、热休克蛋白是形成路易小体的重要组成部分，据统计，帕金森病患者可以找到路易小体的小核团超过 20 个。所以，可以说帕金森病患者的脑组织里是有病变的。

60. 帕金森病患者早期有哪些临床症状

答：帕金森病患者早期可出现以下临床症状。

（1）一侧上肢远端出现规律的手指屈曲和拇指对掌运动，如"搓丸样"动作，逐渐扩展到同侧下肢、对侧上肢及下肢，呈进行性加重，震颤于静止时明显，精神紧张时加剧，随意运动时减轻，睡眠时消失。

（2）肌肉强直，主要表现在伸肌和屈肌的张力同时增高，患者主观感觉表现为关节僵硬和肌肉发紧。典型体征："铅管样强直"，表现为关节被动运动时，在每个方向和角度肌张力始终保持增高，检查者感觉到均匀的抵抗力；"齿轮样强直"，检查者可感到肌张力增高引起的阻力似齿轮有断断续续的停顿感；"路标现象"，嘱患者将双肘放于桌上，使前臂与桌面垂直，尽量放松两臂及腕部的肌肉，正常人的腕关节下垂与前臂形成 90° 夹角，而帕金森病患者由于腕部肌张力增高，腕关节或多或少地保持伸直位，很像铁路上的路标。患者常因肌强直严重而出现颈痛、腰痛及肢体关节疼痛，尤其是老年患者有时易被误诊为颈、腰椎间盘突出等骨关节病或其他疾病，也有因一侧肌强直明显、肢体僵硬而被当作脑血管病误诊误治的病例。

（3）手指精细动作如解系纽扣或鞋带等动作缓慢，逐渐发展成全面性随意运动减少、迟钝；面部表情肌少动，如面无表情、眨眼少、双眼凝视，即"面具脸"；讲话语速变慢、语调变低；书写字体越来越小，呈现"小字征"；快速重复动作时运动速度缓慢，幅度减小。

（4）走路时患侧上肢摆臂幅度减小或消失，下肢拖曳，有时行走中全身僵住，不能动弹，即"冻结现象"；有时迈步后以极小的步伐越走越快，不能及时止步，即"前冲步态"或"慌张步态"。

（5）嗅觉减退或睡眠障碍，尤其是快速眼动期睡眠异常行为。

（6）自主神经功能障碍，如便秘、多汗、溢脂性皮炎（油脂面）。

61. 帕金森病的临床表现主要包括哪两大类

答：（1）运动症状：静止性震颤（不活动时就表现出手脚或头面部的不受意识控制的抖动）、肌强直、运动迟缓和步态异常。

（2）非运动症状：感觉障碍、自主神经功能障碍、精神障碍。

62. 帕金森病的主要运动症状有哪些

答：（1）静止性震颤：患病的肢体协调肌与拮抗肌呈节律性

27

交替收缩引起的不自主运动，天气变化、情绪激动和疲劳时加剧，静止时表现明显，运动时减轻，睡眠时消失。

（2）肌强直：协调肌与拮抗肌同时过度紧张的结果，触摸肌肉有坚实感，伸屈肢体时阻力增加，骨骼肌肉在收缩后不易放松，连续收缩后减轻或消失。

（3）运动迟缓：多种动作的缓慢，随意运动减少。

（4）姿势步态异常：因平衡功能减退而出现姿势步态不稳，向前或向后倾倒。

63. 帕金森病的震颤有什么特点

答：（1）一侧上肢远端表现为规律性的手指屈曲和拇指对掌运动，如"搓丸样"动作，缓慢的（4～6Hz）、中等幅度或粗大的震颤。

（2）静止时存在，情绪激动、疲劳、紧张、焦虑时加重，意向性动作时减轻，入睡时停止。

（3）多由一侧上肢远端开始，下颌、口唇、舌及头部受累较少。

（4）震颤可逐渐扩展到四肢，但上肢震颤通常比下肢明显，先出现震颤的一侧始终比后出现的一侧为重，表现为明显的不对称。

（5）部分患者可合并轻度姿势性震颤。

64. 帕金森病的肌强直有什么特点

答：（1）对被动运动的弹性阻力增高，主动肌和拮抗肌皆受累，且在整个被动运动过程中阻力始终保持不变，类似弯曲软铅管的感觉，即"铅管样强直"。

（2）在有静止性震颤的患者中可感觉到均匀的阻力中出现断续停顿，如同转动齿轮，即"齿轮样强直"。

（3）强直主要影响躯干和肢体近端的肌肉，在病变过程早期就可出现。

（4）四肢、躯干、颈部肌强直可使患者出现特殊的屈曲体姿，表现为头部前倾，躯干俯屈，肘关节屈曲，腕关节伸直，前臂内收，髋及膝关节略为弯曲。

（5）由于臂肌和手部肌肉强直，使上肢不能做精细动作，写字困难，越写越小，呈现"小字征"。

（6）疾病进展后还可表现为扭头、转身困难，此时因颈部和躯干肌肉强直，必须采取连续原地小步挪动，使头和躯干一起缓慢转动才能完成相应动作。

65. 帕金森病的运动迟缓有哪些表现

答：（1）自发性运动减少：如面部表情缺乏和瞬目动作减少，造成"面具脸"。

（2）联合运动减少：如行走时上肢摆动减少或消失。

（3）自主运动障碍：①动作缓慢：坐位或卧位时起立困难，起床、翻身、剃须、洗脸、刷牙、系鞋带、系纽扣、穿脱鞋袜或裤子等动作困难。②做快速重复性动作时速度缓慢、幅度减小。③由于口舌腭及咽部等肌肉运动障碍而引起流涎、语言单调、低音量（语言过慢，甚至讷吃）和吞咽困难，由少动引起的构音不全、重复言语、口吃被称为本病的慌张言语。

66. 帕金森病的姿势步态异常有哪些表现

答：（1）早期走路时患侧上肢摆臂幅度减小或消失，下肢拖曳。

（2）随着病情进展，双上肢伴随动作消失，双足擦地行走，步伐逐渐变小、变慢，启动、转弯时步态障碍尤为明显，遇障碍物不敢跨越，走下坡路更为恐惧，坐位、卧位起立困难。

（3）有时行走中全身僵住，双脚突然不能抬起，好像粘在地上不能动弹，称"冻结现象"。

（4）有时迈步后，以极小的步伐越走越快，不能及时止步，称"前冲步态"或"慌张步态"。

（5）中晚期患者因平衡功能减退而出现姿势步态不稳，容易跌倒，甚至骨折。

67. 帕金森病的非运动症状有哪些表现

答：（1）感觉障碍：视觉、嗅觉、听觉功能下降，中晚期常有感觉异常，如肢体麻木、疼痛。有些患者可伴有不安腿综合征。

（2）自主神经功能障碍：四肢网状青斑或红斑、唾液分泌增多、便秘、面部多汗、溢脂性皮炎（油脂面）等。吞咽活动减少可导致流涎；疾病后期也可出现性功能减退、排尿障碍；部分患者出现体位性低血压，服用多巴胺者更多见；呼吸功能紊乱。自主神经危象发生时则大汗淋漓、面部充血、心跳加快、情绪紧张、震颤加重。老年患者可出现吞咽困难、阳痿、顽固性便秘、排尿困难。

（3）精神障碍：帕金森病的精神症状表现为烦恼－抑郁性精神改变，本能内驱动力减弱与精神运动性表现力下降，这些症状进一步发展可出现皮质下痴呆，损害主要影响到注意力和警觉状态，患者可出现人格改变，表现为冷漠、缺乏自信、焦虑固执、恐惧、情绪不稳等。20%～80%的患者出现智能障碍，但不能排除并有脑血管病、脑变性疾病等脑部器质性病变或脑老化过程引起的智力衰退现象。帕金森病的抑郁症状严重者，可达到诊断抑郁症的程度，这与蓝斑、中缝核神经细胞变性丧失有关。应用左旋多巴胺治疗也可以出现抑郁的精神表现，而且还可能出现谵妄、狂躁、偏执等精神错乱的症状，亦有幻觉、睡眠紊乱，如入睡困难、睡眠不深、易惊醒、早醒、多梦、醒后疲乏或缺乏清醒感、白天嗜睡，严重者影响工作效率或社会功能。

（4）其他：双下肢水肿、乏力、体重减轻等。

68. 帕金森病的精神症状有哪些表现

答：近半数帕金森病患者伴有抑郁，并常伴有焦虑。15%～30%的患者在疾病晚期发生认知障碍，乃至痴呆，以及幻觉、淡漠、睡眠紊乱，其中幻视多见，可以出现在一天当中的任何时候，常见于夜晚，幻视的内容多为小动物、人物，也有少数是没有生命力的物体。一般幻视持续数秒至数分钟，发作频率为每周至少1次，幻听很少发生，但有时会与幻视合并出现。一般而言，由于在短期内经常重复出现同样的幻觉，患者常常会熟悉幻觉的内容，故大部分患者对于幻觉有分辨力，而当认知功能损害明显时这种分辨力也会丧失。帕金森病患者出现的错觉是经常误把某样物品、植物等当成一个人，或错误地感觉某个人或者某个动物离自己非常近。睡眠紊乱主要表现为多种形式的睡眠障碍，包括入睡困难、日间过度睡眠、特殊的睡眠现象（生动的梦境、噩梦及夜惊）、快动眼睡眠期行为异常。

69. 帕金森病患者抑郁的原因和特点是什么

答：（1）抑郁原因：①多巴胺（DA）。DA能神经元主要分布在黑质－纹状体部分、中脑边缘系统和结节、漏斗部。DA含量减少可出现肌紧张和震颤，即引起帕金森病。中脑的边缘系统和中脑皮层DA通路对情绪、注意力、睡眠等有影响，DA的减少可引起快乐感的减少或丧失、情感淡漠、意志活动减少。一些学者认为，脑内存在皮质－纹状体－丘脑－皮质和边缘系统－皮层－纹状体－苍白球－丘脑两个环路来调节情绪，帕金森患者纹状体－额叶及边缘系统的功能下降，可产生抑郁。神经病理学研究表明，帕金森病抑郁患者的中脑腹侧DA神经元存在明显变性，抑郁症状与左侧壳核多巴胺转运体数量不足有关。在一定程度上，脑内存在代偿机制，DA神经元变性和含量减少，其代偿能力不足以维持生理需要时，患者就表现出明显的抑郁症状。②5-羟色胺（5-HT）。研究表明，中缝核的5-HT1A受体（5-HT1AR）、边缘叶和皮质区的5-HT1AR、5-HT2AR与情绪有关，5-HT减少，使5-HTR激活减弱，或5-HT1AR表达减少及5-HT2AR表达增加，相应的受体后效应发生紊乱。帕金森病抑郁患者5-HT在黑质致密区有中度降低，脑脊液中5-HT含量减少较非抑郁患者明显。选择性5-HT再摄取抑制药（selective serotonin reuptake inhibitors，SSRIs）用于治疗抑郁，进一步证实了帕金森病伴发抑郁者5-HT减少的可能性。③去甲肾上腺素

（NE）。NE 在中枢神经系统的主要起源部位是蓝斑，分布到尾状核、壳核、黑质等。研究发现，帕金森病抑郁与 NE 的丢失有关。NE 在黑质－纹状体中的含量高，相对于非抑郁患者，帕金森病抑郁患者在蓝斑有较广泛的细胞丢失。同时，帕金森病抑郁患者蓝斑内 NE 转运体蛋白结合低下，也证明 NE 与帕金森病抑郁的发生有关。④大麻素。研究显示，内源性大麻素系统在情感和行为控制中有一定作用。在帕金森病抑郁患者中，大麻素的功能也有变化，可能是其直接改变，或是通过与单胺、γ－氨基丁酸、谷氨酸系统的相互作用而发生改变。⑤社会心理因素。应激性事件易导致精神症状。研究发现，帕金森病抑郁患者在首次发作之前曾遇到应激性生活事件的概率较高。随着帕金森病的进展，患者的社会适应能力逐渐下降，心理压力增加，易促发患者的抑郁症状。帕金森病患者若缺乏社会支持，对疾病的治疗丧失信心，治疗依从性差，会使病情加重。⑥遗传因素。有学者发现，短的5-羟色胺转运体（5-HTT）基因连锁多态性区域（5-HTTLPR）的等位基因，帕金森病患者抑郁量表的评分显著增高，推测5H-HTLPR 可能是帕金森病患者患抑郁症的危险因素，抑郁症的神经化学基础每个人都不同，故遗传因素可能起一定的作用。

（2）抑郁特点：烦恼－抑郁性精神改变，本能内驱力减弱与精神运动性表现力下降，这些症状进一步发展可出现皮质下痴呆，损害主要影响到注意力和警觉状态，患者可以出现人格改变，表现为冷漠、缺乏自信、焦虑、固执、恐惧、情绪不稳等，严重者可达到抑郁症的诊断标准。研究表明，帕金森病患者的抑郁程度与病情严重程度有关。

70. 帕金森病患者会出现直立性低血压吗

答：约 15% 的帕金森病患者会出现直立性低血压，其发生率及严重程度与年龄呈正相关，而与疾病严重程度无明显关系。因为帕金森病累及黑质、蓝斑、下丘脑背部、迷走神经背核、交感神经节、肾上腺髓质、蓝斑、下丘脑背部、迷走神经背核为多巴胺能神经元，这些部位的损害可造成自主神经功能障碍，尤其与直立性低血压有关。

71. 帕金森病患者会有睡眠问题吗

答：帕金森患者可伴有睡眠障碍，睡眠障碍包括帕金森病固有的睡眠障碍、由抗帕金森病药物引起的睡眠障碍和由帕金森病其他症状（如膀胱高反应性和震颤）引起的睡眠障碍，睡眠障碍还可以由影响入睡和中断睡眠的各种因素引起。与正常人的睡眠中枢组织结构相比，帕金森病患者的中枢组织中黑质多巴胺能神经元数目相对较少，此神经元的丢失会进一步造成患者脑内调节递质生成传递失衡，从而造成睡眠障碍。随着病情发展，帕金森病的晚期，患者睡眠障碍情况愈加严重，表现为不易入睡、易早醒、呼吸睡眠暂停、白天过度嗜睡等。根据临床表现，主要分为失眠、异态睡眠、觉醒障碍、睡眠相关运动障碍和睡眠相关呼吸障碍。大多数患者的睡眠问题很难完全解决，但是可以采取一定措施改善睡眠。

72. 帕金森病患者为何会有嗅觉障碍

答：帕金森病患者嗅觉障碍的发病机制尚未完全清楚。有学者认为是由于帕金森病患者嗅球中有比正常人多的多巴胺神经元核团，这些多巴胺神经元的功能是抑制嗅球中兴奋性神经传导通路。也有学者认为，致病因子通过嗅神经进入颅内，损伤嗅觉通路，进而损伤中脑的黑质，发生帕金森病。还有学者认为，帕金森患者发生黑质病变后，逆行性地引起了嗅觉通路的损害，从而发生嗅觉障碍。

45%～90%的帕金森病患者早期可有嗅觉减退的症状，这些症状的出现早于运动障碍，这对于早诊断、早治疗有重要意义。嗅觉检测可以区分帕金森病与非典型帕金森综合征、继发性帕金森综合征。嗅觉减退的严重程度与帕金森病的进程密切相关，这对于判断病情也尤为重要。

73. 如何给帕金森病患者或可疑患者进行嗅觉检查

答：嗅觉障碍可表现为气味辨别、气味识别、气味记忆与再认、气味感知等方面的缺陷。帕金森病患者嗅觉识别障碍是选择性的，当患者对香蕉、甘草、小茴香和泡菜的气味识别能力下降时，诊断帕金森病的准确率在75%以上，故此方法适用于普查的嗅觉测试。目前应用于嗅觉检测的方法可分为两大类：一类是主观嗅觉检查，包括嗅觉计定量检查法（以嗅物的稀释倍数作为定量分析依据的嗅觉检查方法）、静脉嗅觉检查法、PM-甲醇嗅觉检查法、标准微胶囊嗅觉检查法等，因此类方法主观随意性大，结果不够可靠；另一类是客观嗅觉检查法，包括呼吸阻力测定、嗅刺激的生理学测定、MRI和PET的观察、嗅觉诱发电位检测等，此类检查不受被检查者主观表达的影响，是较理想的检测方法，其中嗅觉诱发电位检测较常用，它是通过嗅刺激剂刺激嗅黏膜，应用计算机数字信号平均技术在头皮特定部位记录特异性脑电位的一种检查法。

74. 帕金森病患者需要做哪些血液检查

答：帕金森病患者血清铁、血尿酸水平可有下降，且血清中多有谷胱甘肽（GSH）的下降、血清肾素活力降低及酪氨酸含量降低。另外，完善一般和特殊的血液检查，如血常规、肝肾功能、电解质等，外周血的一氧化碳、汞、铅、铜、锰、甲醇、氰化物的浓度检查，肝纤维化检查，对于排除性诊断有重要意义。

75. 帕金森病患者需要检查脑脊液吗

答：帕金森病患者脑脊液中多巴胺含量较正常人低 4.34 倍，多巴胺的含量与病情密切相关。另外，采用高效液相色谱（HPLC）检测时，可检测到部分脑脊液中高香草酸（HVA）含量降低。因此，脑脊液检查是研究帕金森病的发病机制、探讨病因、判断治疗效果的一种简单易行的方法，但对于大多数帕金森病患者来说，腰穿不作为常规检查。

76. 帕金森病患者尿常规检查有什么特点

答：帕金森病患者尿液常规检查多无特异性，但尿中多巴胺及其代谢产物 3- 甲氧酪胺、5- 羟色胺（5–HT）、肾上腺素（AD）、去甲肾上腺素（NE）和高香草酸（HVA）减少。

77. 帕金森病患者头颅 CT 或 MRI 检查有什么特点

答：早期帕金森病患者的头颅 CT、MRI 可没有明显变化，但发病 3 ～ 5 年之后，头颅 CT 或 MRI 检查可发现脑室增大、脑沟增宽加深、脑回变窄，多排螺旋 CT 中脑薄层高分辨率扫描可见中脑大脑脚处外形由弧形变为平直，高磁场 MRI 的 T2 相显示壳核后外侧出现低信号区。

78. 基因检测能帮助诊断帕金森病吗

答：采用 PET-CT（正电子发射计算机断层显像）是将 PET 与 CT 完美融合，由 PET 提供 DNA 印记技术（Southern blot）、PCR、DNA 序列分析、全基因组扫描等，可能会发现基因突变，如 Parkin 基因、LRRK2 基因的突变可作为基因检测中发现的帕金森病的易感因素。因此，基因检测对于诊断帕金森病有一定的意义。

79. PET-CT 能帮助诊断帕金森病吗

答：在神经系统疾病中，PET 图像应用 CT 数据进行衰减校正，迭代法重建后，分别得到脑横断面、冠状面和矢状面 CT、PET 及 SPECT／CT 融合图像，可以早期发现异常病灶，具有灵敏、准确、特异及定位精确等特点。

中枢系统多巴胺递质以及多巴胺转运体进行标识后行 PET 显像，可以发现多巴胺递质合成减少，多巴胺转运体功能降低，特别是帕金森病患者基底节各亚区多巴胺能神经元损害较其他部位明显严重，其中尤以后壳核区域最为显著。因此，在诊断帕金森病中，对现阶段不够客观和灵敏的影像学诊断方法来说，PET-CT 检查具有重要意义。

80. 帕金森病有哪些诊断标准

答：帕金森病有 UK 脑库诊断标准、中国诊断标准、日本诊断标准、欧盟诊断标准等。

81. 帕金森病的诊断依据是什么

答：（1）纳入标准：①运动减少：启动随意运动的速度缓慢，疾病进展后，重复性动作的运动速度及幅度均降低。②至少存在下列 1 项特征：肌肉僵直、静止性震颤 4 ～ 6Hz、姿势不稳（非原发性视觉、前庭、小脑及本体感受功能障碍造成）。

（2）支持诊断帕金森病必须具备下列 3 项或 3 项以上特征：①单侧起病。②静止性震颤。③逐渐进展。④发病后多为持续性的不对称性受累。⑤对左旋多巴的治疗反应良好（70% ～ 100%）。⑥左旋多巴导致的严重异动症。⑦左旋多巴的治疗效果持续 5 年或 5 年以上。⑧临床病程 10 年或 10 年以上。

82. 出现什么症状要怀疑为帕金森病

答：出现运动减少或运动不能、肢体僵硬、静止性震颤、姿势平衡障碍等症状，特别是中老年人或者有相关家族病史的患者，需要警惕帕金森病的可能。

83. 帕金森病是如何分级的

答：临床上常采用 1967 年 Margaret Hoehn 和 Melvin Yahr 提出的量表进行分级。该分级方法被称为"赫－雅（Hoehn-Yahr）分级"，根据严重程度可分为 5 级。

Ⅰ级：单侧身体受影响，功能减退很小或没有减退。

Ⅱ级：身体双侧或中线受影响，但没有平衡功能障碍。

Ⅲ级：轻到中度的双侧肢体症状。当双脚并拢，闭眼站立，身体被推动时不能保持平衡；患者的许多功能受到影响，但患者能完全过独立生活。

Ⅳ级：严重的无活动能力，但患者仍可自己走路和站立。

Ⅴ级：除非得到帮助，否则只能卧床或坐轮椅。

84. 什么是青少年型帕金森病

答：40岁以前发病，称青少年型帕金森病。主要临床特征：①有家族史者较常见，遗传方式多呈常染色体隐性遗传。②发病年龄早，病情进展缓慢，病程长。③三联征（运动徐缓、肌强直、静止性震颤）均较轻，症状常不典型。④震颤幅度小、频率快，经典的"搓丸样"震颤极少见。⑤症状常左右不对称。⑥腱反射活跃和症状波动，尤其是睡眠后减轻较常见，而智能障碍少见。⑦头颅CT或MRI检查一般正常。⑥对多巴制剂反应良好，但其所诱发的症状波动出现时间早。

85. 如何判断是帕金森病还是帕金森综合征

答：帕金森综合征具有静止性震颤、肌强直、动作缓慢和姿势步态异常等一系列临床症候群，包括原发性帕金森病、帕金森叠加综合征、继发性帕金森综合征和遗传性帕金森综合征。其中帕金森叠加综合征除了具有静止性震颤、肌强直、运动迟缓、姿势不稳等典型帕金森综合征的表现以外，尚有痴呆、平衡障碍等其他神经系统损害症状。继发性帕金森综合征是由于大脑、中脑黑质－纹状体通路遭到病变破坏，多巴胺神经元变性，以致多巴胺产生不足或不能传输多巴胺来维持正常神经功能所致。遗传性帕金森综合征则多有明确的遗传因素，常伴有肝硬化、角膜色素环（K-F 环）和血清铜沉积、铜蓝蛋白低、癫痫、智力减退等表现。

帕金森病指原发性帕金森病，在帕金森综合征中最常见，约占 80%。帕金森病的病因还不清楚，病机主要为中脑黑质多巴胺能神经元变性，以致不能产生足够的多巴胺，从而发病。从临床症状来看，帕金森综合征除了具有和帕金森病相同的表现以外，如运动迟缓、表情呆滞、肌张力增高、震颤等，往往还有原发病遗留下的表现，如癫痫、偏瘫、头痛、共济失调、眼球运动障碍、言语不清、直立性低血压、痴呆等。

86. 什么是中毒性帕金森综合征

答：中毒性帕金森综合征主要是由于一氧化碳、锰、汞、氰化物、药物等中毒引发的一类帕金森综合征，其中容易导致中毒的药物以抗精神病药物较为常见，如氯丙嗪、氟哌啶醇等。

87. 脑炎后帕金森综合征有何特点

答：患者发病前可有发热、咽痛、咳嗽、腹泻等前驱症状，潜伏期过后（大约为 1 周）突发典型的脑炎症状，如头痛、发热、恶心呕吐，甚至会有神经系统症状，同时伴有帕金森综合征的特征性症状、体征，如静止性震颤、全身肌张力呈铅管样增高、运动减少、面具脸、特殊步态、身体前倾、上肢摆动消失等。患者的脑脊液可有细胞数轻至中度增高、蛋白增高、糖减少等改变，病情缓解后其帕金森样症状随之消失。

88. 外伤性帕金森综合征有何特点

答：外伤性帕金森综合征患者有以下特点：①有明确的头部外伤史，经 CT 或 MRI 检查明确有器质性病变。②有典型的帕金森综合征的临床表现，如静止性震颤、肌强直、动作缓慢、姿势步态异常、表情淡漠等。③患者年龄不在帕金森病一般发病年龄（50 ~ 60 岁），无病毒感染史。④抗帕金森药物治疗效果显著。⑤无相关家族病史。

89. 什么是药物性帕金森综合征

答：药物性帕金森综合征是继发性帕金森综合征最常见的原因之一，多由服用多巴胺能耗竭剂或具有多巴胺受体拮抗作用的抗精神病药物或钙离子拮抗剂引起。多见于老年人，女性居多，多出现于用药后 3 个月内。多数患者症状可逆，停用相关药物数周或数月后症状可消失。临床表现为服用相关药物后出现静止性震颤、肌强直、动作缓慢、姿势步态异常等锥体外系症状。起病较快、进展迅速是其特点。震颤较轻微或不出现，但出汗等自主神经症状较明显，还可出现静坐不能，口、面、颈及肢体的不自主运动。

90. 遗传性帕金森综合征有哪些类型

答：遗传性帕金森综合征有肝豆状核变性、Fahr 病、多巴反应性肌张力障碍（DRD）等，通常于儿童期或青春期发病，主要表现为震颤、肌张力障碍、共济失调、锥体束征、智力低下等。

91. 亨廷顿病与帕金森病有什么不同

答：亨廷顿病是一种显性遗传的神经系统退行性疾病，临床主要表现为舞蹈样不自主动作、精神障碍、进行性痴呆，称为"三联征"。中年期发病者主要以舞蹈样动作为主，逐渐出现痴呆和精神障碍；儿童和青少年期发病者多以肌张力障碍为主，常伴癫痫和共济失调。少数青少年发病患者也可有进行性肌强直和运动减少等帕金森综合征的表现。

亨廷顿病与帕金森病是不同的两个疾病。亨廷顿病是显性遗传性疾病，基因检测阳性率高，是确诊的重要手段，头颅影像学检查可有特征表现，如双侧尾状核萎缩。帕金森病多发于中老年人，有一定的遗传易感性，临床表现为静止性震颤、肌强直、动作缓慢、姿势步态异常等，一般无舞蹈样动作、痴呆和明显的精神症状。

92. 肝豆状核变性和帕金森病有什么不同

答：肝豆状核变性（HLD），又称威尔逊病，为常染色体隐性遗传的铜代谢障碍疾病。铜代谢障碍后导致铜沉积在身体的肝脏和脑部豆状核的地方，引起组织变性，功能异常，故称为肝豆状核变性。

肝豆状核变性的临床表现：①脑部症状，如震颤，这种震颤多为快速、节律性、似扑翼样震颤，可并有运动时加重的意向性震颤。②发音障碍、吞咽困难、肌张力改变、癫痫发作等表现。③肝脏受损的表现，如急性肝功能衰竭、肝硬化。④铜沉积在身体其他部位表现出的相应症状，如棕色的角膜色素环（K-F环）、肾损害、皮肤损害等。帕金森病一般无肝脏病变、典型的棕色角膜色素环（K-F 环），以及明显的精神症状。

93. 什么是苍白球黑质红核色素变性

答：苍白球黑质红核色素变性是由铁盐沉积于苍白球、黑质及红核所引起的罕见中枢神经系统退行性疾病，遗传方式为常染色体隐性遗传。苍白球黑质红核色素变性临床表现多样，呈进行性发展，主要表现为锥体外系症状，如肌张力障碍、肌强直、震颤、运动迟缓等，随病情进展可逐渐出现痉挛步态、腱反射增高、病理征阳性等锥体束受累症状，同时可伴有构音不清、吞咽困难、智能下降、性格改变、视神经萎缩、视网膜色素变性等，亦有部分患者始终仅表现为单一的症状，如舞蹈症状、痴呆或单纯运动不能等。MRI 检查 T2WI 示双苍白球外侧低信号，内侧有小的高信号，称为"虎眼征"。

94. 什么是原发性基底节钙化

答：原发性基底节钙化，即特发性基底核钙化，也称 Fahr病，是一种神经组织退行性疾病，有明显的家族史或偶发出现，该疾病主要特点为基底节、下丘脑、齿状核等部位发生对称性钙盐沉积而异常钙化。临床表现：①锥体系症状，如运动障碍。②锥体外系症状，如肌肉强直、震颤、舞蹈、手足徐动等。③小脑受损的表现，如平衡能力下降，特别是夜晚容易摔倒。④可伴有认知和（或）精神方面的改变。

其中以肌肉强直、肢体震颤等为主要表现的患者需要与帕金森病相鉴别。①该病肢体震颤可不甚明显，多呈一过性、短暂性。②可见平衡障碍等小脑受损症状、肌肉无力等锥体系症状、尿便控制障碍、出汗少等自主神经受损症状。③复方左旋多巴等抗帕金森病药物治疗效果差。④发病年龄较轻，可有家族史，病情进展较快。

95. 帕金森叠加综合征是帕金森病吗

答：帕金森叠加综合征与帕金森病不同，是指具有静止性震颤、肌强直、动作缓慢、姿势步态异常等帕金森综合征的基本表现，但同时伴有其他神经系统损害症状的一组临床综合征。帕金森病是一种原发性进行性神经系统变性病，其病理改变主要为黑质和纹状体的神经元脱失和出现路易体。帕金森叠加综合征大约占帕金森综合征的12.2%，常见4种类型：多系统萎缩（MSA）、进行性核上性麻痹（PSP）、皮质基底节变性（CBD）、路易体痴呆（DLB）。每一种疾病都可伴随帕金森综合征的临床症状，但是每一种还伴发其他神经系统损害症状，都是独立的疾病，与帕金森病不一样。

96. 什么是路易体痴呆（DLB）

答：路易体痴呆是仅次于阿尔茨海默病的第二常见神经变性痴呆疾病，是以中枢神经系统内出现路易小体（一种圆形嗜酸性包涵体）为病理特征的神经变性疾病，以波动性认知功能障碍、视幻觉和帕金森综合征为临床特点。帕金森病患者后期也可有痴呆，痴呆出现较晚，而路易体痴呆的痴呆症状发生早，发病早期震颤可不明显，使用抗帕金森病药物治疗效果不明显。

97. 什么是多系统萎缩（MSA）

答：多系统萎缩（MSA）是一组原因不明的神经系统多部位进行性萎缩的变性疾病或综合征，病理上主要累及纹状体黑质系统（纹状体黑质变性）、橄榄脑桥小脑系统（橄榄脑桥小脑萎缩）和自主神经系统等。发生纹状体黑质变性时，患者可有震颤、强直等帕金森综合征的表现。除此之外，尚有小脑性共济失调症状，如走路不稳、醉酒步态等，以及自主神经功能紊乱的症状，如直立性低血压、尿失禁、阳痿等。

98. 什么是进行性核上性麻痹（PSP）

答：进行性核上性麻痹是以脑桥和中脑神经元变性及神经原纤维缠结（NFT）为主要病理改变的进行性神经系统变性病。临床主要表现为姿势不稳、运动障碍、假性延髓性麻痹、轻度痴呆等。

99. 什么是皮质基底节变性（CBD）

答：皮质基底节变性是一种慢性进展性神经变性疾病，以不对称发作的无动性强直综合征、失用症、肌张力障碍及姿势异常为其临床特征，包括四个方面的临床症候群。

（1）锥体外系受损症状：运动减少、动作缓慢、肌强直等帕金森综合征的表现，多巴药物治疗多无效。可有姿势性和运动性震颤。

（2）额顶叶高级神经功能障碍：出现失用症，比如拿着牙刷却用来梳头；还可出现记忆力下降，甚至人格障碍、痴呆等高级神经功能的障碍。

（3）核上性眼球运动障碍：向上或向下凝视时眼球活动障碍等。

（4）锥体束受损症状：腱反射亢进、病理征阳性等。

100. 震颤分为哪几种

答：震颤分为生理性震颤、原发性（良性遗传性）震颤、静止性震颤、意向性震颤、支持性（位置性）震颤、扑翼样震颤。

101. 特发性震颤是帕金森病吗

答：特发性震颤是最常见的运动障碍性疾病，主要表现为手、头部及身体其他部位的姿位性和运动性震颤，大多数和遗传有关，一般呈良性。帕金森病是静止性震颤，是大脑神经元退行性病变，除了肢体静止性震颤之外，还具有姿势步态异常、肌强直和运动迟缓的表现，但是帕金森病早期往往缺乏特征性的表现，特别是起病时仅有震颤，需要密切关注，定期到医院就诊，以早期发现并用药干涉。

102. 老年性震颤是帕金森病吗

答：老年性震颤不是帕金森病，虽然这两种病都有震颤症状，但老年性震颤也是一种特发性震颤，出现在老年期，震颤是老年性震颤的唯一症状。帕金森病除了震颤之外，还会出现面具脸、肌强直、身体姿势异常等。震颤部位也不一样，帕金森病的震颤容易发生在手部、下肢、躯干，而老年性震颤主要是在手部、头部还有下颌、舌等部位，躯干和下肢不容易震颤。老年性震颤在做动作时震颤表现明显，如夹菜易掉、端水容易洒等。帕金森病则正好相反，是在静止状态下出现震颤。

二、治疗篇

（一）中医治疗

扫码听书

103. 中医药治疗帕金森病的总原则是什么

答：发病初期患者本虚之象并不明显，常见风火相搏、痰热壅阻之标实证，应以息风、化痰、清热为主；疾病后期，病程较长或者患者年老，肝肾亏虚、气血不足之象逐渐显现，则应以滋补肝肾或补益气血、调整阴阳为主，所谓缓则治本。本病常见于中老年人，以虚证为主，故治疗上应更加注重补益肝肾，以治本为主。

104. 目前中医药治疗帕金森病有哪些方法

答：目前中医药治疗帕金森病有以下几种方法：中药治疗、针灸治疗、循经推拿治疗、针药结合治疗。

105. 中药治疗帕金森病有效吗

答：研究证明，中药治疗帕金森病有效。

（1）由于帕金森病的主要病变是含色素的神经元变性、缺失，以黑质致密部 DA 能神经元最为显著，中药如熟地黄、桑寄生、枸杞子、天麻、钩藤、僵蚕、丹参、莪术、白芍、山茱萸、石菖蒲、淫羊藿、肉苁蓉、蜈蚣等，可抑制神经元细胞凋亡，促进受损脑黑质细胞的修复及保护神经细胞。

（2）帕金森病患者脑内 DA 含量明显减少，同时蓝斑去甲肾上腺素能、中缝背核 5-羟色胺能神经元变性，大脑皮质及皮质下 NE、5-HT 及其代谢产物均明显下降，中药如枸杞子、肉苁蓉、何首乌等，可保护神经核团，提高神经递质含量。

（3）帕金森病患者脑部黑质细胞线粒体呼吸链复合体活性降低，自由基清除系统功能下降，导致黑质细胞对自由基损伤的敏感性增强，引起细胞变性死亡，中药如何首乌、天麻、生地黄、白芍、五味子等，可降低脑部自由基和过氧化脂质水平，抑制氧化应激反应，提高机体抗氧化能力。

（4）帕金森病患者的黑质纹状体 DA 能神经元缺失，造成谷氨酸能神经元的兴奋性增强，加重纹状体神经元的变性、死亡，中药如三七等，可减少细胞损伤时酶的释放，减轻细胞形态的变化，提高细胞存活率，减轻兴奋性毒性作用。

106. 中药治疗帕金森病有哪些优势

答：（1）改善临床症状，尤其对僵直少动的改善作用明显，且风险小。

（2）延缓病程，采用中药治疗，病情的进展明显放慢。

（3）减轻药物不良反应，对消化系统、心血管系统疾病的不良反应作用很明显。

（4）通过中药治疗，可酌情减少抗帕金森病西药的用量。

107. 哪些单味中药有治疗帕金森病的作用

答：研究发现，以下单味中药有治疗帕金森病的作用：天麻、钩藤、白蒺藜、生龙骨、生牡蛎、珍珠母、僵蚕、蜈蚣、全蝎、何首乌、枸杞子、肉苁蓉、龟板、白芍、阿胶、熟地黄、生地黄、葛根、丹参、山茱萸、麦冬、党参、黄芪、黄连、人参、银杏叶、虎杖、当归、牛膝、龙骨、水蛭、洋金花、吴茱萸、泽泻、莪术、胆南星、延胡索、海桐皮、葳蕤根、苍术、鹿茸等。

108. 目前中药治疗帕金森病存在哪些不足

答：（1）没有一个获得专利的特效中药单方或复方制剂。

（2）单纯中药治疗疗效尚欠佳，通常需中西医结合治疗。

（3）起效慢，剂型欠方便。

（4）中药治疗强调辨证施治，由于本病病机复杂，故某一中药单方或复方制剂并不适合所有帕金森病患者。

109. 针灸治疗帕金森病有效吗

答：帕金森病属中医"颤证"的范畴，肝肾阴虚、气血不足为本，风、火、痰、瘀等致病因素为标，其病在筋脉，与肝、脾、肾关系密切。

针灸治疗帕金森病以针刺疗法为主，目前多采用头针、体针等方法进行治疗。

（1）头针疗法：《素问·脉要精微论》云："头者精明之府。"《灵枢·邪气脏腑病形》云："十二经脉，三百六十五络，其血气皆上于面而走空窍。"说明头部的穴位可以通过与经络系统直接或间接的联系，激发头部经气，调和全身的气血阴阳，改善病情。现代研究发现，针刺头部震颤区、运动区等部位的穴位，能减少基底节区多巴胺转运体（DAT）的丢失，改善基底节区 DAT 的活性，起到保护 DA 神经元的作用，从而延缓帕金森病患者的病程。

（2）体针疗法：风气内动是帕金森病的发病关键，其病在肝，病位在脑。《行针指要歌》云："且如行步难移，太冲最奇。""或针风，先向风府、百会中。"太冲有通达三焦元气、柔肝舒筋之功；风府为督脉的穴位，为风之要穴，有散风息风、通关开窍之功。针刺治疗多选太冲、风府穴相配。督脉行于背部，上至风府入脑，统摄一身之阳，既开窍通络止颤，又可补下元亏虚，疏泄肝风，故治疗帕金森病多选督脉的穴位。

110. 治疗帕金森病的针灸方法有哪些

答：针灸治疗帕金森病以针刺疗法为主，具体治法有体针、电针、耳针、头针、梅花针、头皮针及穴位注射等，以体针、头针、电针及穴位注射较为常用，既可单独用于本病，也可互相联合治疗。

111. 针灸治疗帕金森病如何选穴

答：针灸治疗帕金森病，首先是针对疾病的主要症状进行考虑，其次是针对不同的证候选穴，此外，也不能忽视患者的次要症状。

（1）针对主症息风止颤：本病的基本病机为肝风内动，筋脉失养，临床表现以震颤为主，治以平息内风、镇静止颤为法，常用穴位有四神聪、百会、风池、本神、太冲、合谷等。四神聪、百会、风池、本神位于头部，头部的穴位有镇静息风的作用。合谷、太冲同用，称为"开四关"，有息风止颤、行气止痛、活血通络等作用。两穴分别位于手足，针刺通常有明显的得气感，并不因为患者手足颤抖而影响留针。

（2）辨证选穴：肝肾阴虚，虚风内动，选用肝俞、肾俞、阳陵泉；气血虚弱，虚风内动，选用气海、足三里；气虚血瘀，选用曲池、合谷、太冲；痰浊内阻，选用中脘、丰隆。帕金森病患者多精气亏乏，阴血生化不足，治疗处方中常配背俞穴或夹脊穴，自上而下，交替使用，以期扶正固本之效。

（3）针对兼症选穴：帕金森病患者的症状有时左时右、或上或下的特点，同时风邪也可夹痰、夹瘀、夹寒、夹热行走不同部位，且该病多见于中老年人，常兼有多种慢性病证。治疗时需兼顾次要症状，以提高疗效。如颤抖较甚者，加大椎、少海、后溪；僵直较甚者，加大包、期门，施温和灸，也可用刺血疗法；多汗者，加肺俞、脾俞；皮脂溢出者，加内庭、曲池；胃脘胀满者，加梁门、中脘、气海；便秘者，加天枢、气海；口干舌麻者，加承浆、廉泉、复溜。

（4）常用头针调神健脑：脑为元神之府，神之所主，帕金森病多发生于中年以后，患者脑髓渐耗，肢体失去统摄而震颤，神不导气致肢体僵直不用。焦氏头针中有个专门控制震颤的治疗区，临床上用于以震颤为主要表现的椎体外系疾病的治疗。针刺舞蹈震颤区、运动区、足运感区，刺激曲鬓、悬厘、悬颅、目窗、承光、前顶、四神聪、本神、头临泣等穴。患者伴有心慌、胸闷，加用胸腔区；伴有脘胀、食欲不振，加用胃区。

112. 针灸治疗帕金森病有哪些优势

答：针灸治疗帕金森病目前未发现特效穴位，但针灸治疗神经内科疾病方面的疗效是显著的，对帕金森病的治疗也是有效的，其优势主要体现在以下几个方面：①改善症状。②延缓病程。③减少西药的用量。④减轻西药不良反应。⑤增强体质，提高抗病能力。⑥无明显不良反应。

113. 针灸治疗帕金森病目前存在哪些不足

答：（1）针灸治疗帕金森病目前尚未发现特效穴位。

（2）针灸治疗帕金森病的疗效考核标准尚不完善，目前只定位于缓解临床症状，应与常规用药、内科支持治疗相辅，拓展到研究延缓病程进展的方向，开辟针灸在该领域的广阔前景。

（3）缺乏循证医学方法的应用。

（4）缺乏针灸延缓病程进展的疗效标准。

114. 什么是中医的循经推拿

答：循经推拿是我国传统医学中以气血、脏腑学说为理论依据的外治法之一，以经络学为指导思想，通过辨证论治，结合特定的手法技巧，刚劲与柔力并用，结合部位而轻重不同，于人体之经络行推拿、穴位点按，起效由外而内，以经络畅通而行气活血化瘀，最终调和各脏腑，扶正祛邪，标本兼治。

循经推拿注重整体，以经络为总体，以穴位为局部，使两者疗效有机结合起来。辨证施术是基于准确的望、闻、问、切四诊，并对所收集的临床信息进行整合与分析，最后思辨出一套适合患者的治疗方案。此乃中医的精华之处，对于某些疾病，虽然诊断不同，但其病机相同或某一阶段的证候相同，即可以同一治法起效。循经推拿也同样遵循此原则，在准确辨证后选择经络、穴位，以不同手法疏通经气，以调和五脏六腑。

115. 中医循经推拿治疗帕金森病有效吗

答：患者患病日久，运动减少，肢体僵硬，肌肉萎缩，生活不能自理，早期可采用运动疗法，每天做循经推拿，有助于延缓疾病的进程。经络是人体内信息、物质、能量传递的通道，经气运行于经络之内，穴位是经气汇聚之所，在推拿手法的刺激下，人体会产生得气感，得气感越强，说明经气运行越通畅。因此，推拿手法直接作用于经穴，主要是通过激发经气的运行，起到疏通经络的作用。

推拿手法调整脏腑的作用主要是通过以下三个途径来实现的。一是通过对经络的刺激，直接调整与之相连的脏腑功能；二是通过对背俞穴和腹募穴的刺激，调整对应脏腑的功能；三是通过对特定穴的刺激，综合调整内在的脏腑功能。推拿手法疏通经络、行气活血、调整脏腑三方面的作用是相互联系的，经络疏通是基础，气血畅达是关键，脏腑功能协调是根本。循经推拿不仅突出以经络疏通为基础，而且较为完整的经络路线更能加强刺激经脉气血的作用，从而达到治疗帕金森病的目的。

116. 中医循经推拿治疗帕金森病有哪些优势

答：（1）中医方面：①疏通经络：循经推拿作用于经络，有利于经络的疏通。②滑利关节：筋骨、关节主司人体运动，患病日久，适当的被动运动可以促进气血运行，起到理筋整复、滑利关节的作用。③调整脏腑功能：本病的发生提示脏腑功能失调或衰退。推拿手法可对脏腑功能进行调整，使机体处于良好的功能状态，有利于激发体内的抗病因素，扶正祛邪。

（2）西医方面：①对运动系统的影响：循经推拿可直接或间接促进肌纤维的收缩和伸展，使肌肉得到充分的营养物质，改善肌肉的张力、弹力、耐受力；且拔伸、屈伸、弹拨等手法牵张拉长肌肉，通过牵张反射，可直接解除紧张或痉挛。②对神经系统的影响：推拿手法的刺激部位和治疗穴位大多分布在周围神经的神经根、神经干、神经节、神经节段或神经通道上，通过手法的刺激作用，可改善周围神经传导通路，促使周围神经产生兴奋，以加速其传导反射，进而通过反射传导途径来调节中枢神经系统的兴奋和抑制过程。③对消化系统的影响：推拿的直接或间接作用能够调节平滑肌的张力，改善胃肠功能，治疗便秘。④对泌尿系统的影响：推拿可以调节膀胱张力和括约肌功能，治疗颤证患者的小便频数或小便困难。

117. 中医康复治疗帕金森病有效吗

答：帕金森病的典型临床表现为静止性震颤、肌强直、体位不平衡以及构音困难、写字过小征等，中医康复治疗的目的在于减轻患者功能障碍的程度，延缓病情发展，改善生活质量。中医康复训练能够预防和减少继发性损伤障碍的发生，教会患者代偿策略，维持充分范围的功能，提高生活质量。目前通过切实有效的临床观察，我们发现康复能够实现以下目标：①促进所有关节的充分运动，预防挛缩；促进运动的启动过程，改善运动的速度、灵巧性及协调能力；增强姿势稳定性、平衡反应及安全意识；改善步行能力；进行扩胸训练，增大肺活量；维持和改善耐久力。②教会患者和家属能量保存的技术，改善或维持患者独立生活能力。③帮助患者对慢性残疾进行心理调整和生活模式的修正。

118. 中医康复治疗帕金森病有哪些方法

答：（1）作业疗法：通过感觉和运动功能的作业训练，结合神经生理学方法，进行治疗性锻炼，改善躯体的活动能力，如增加关节活动度、增强肌肉力量和耐力、改善身体协调性和平衡能力等；通过认知和感知作业训练，提高脑的高级功能的能力；通过生活活动自理能力的训练及自助器具的使用，提高患者自行活动能力、自我照料能力、适应环境能力及工作使用能力等；通过作业活动，改善患者进入社会和处理情感的能力，调动患者的积极性，增强其战胜疾病的信心。

（2）言语治疗：运动减少性构音障碍是主要表现，通过构音器官训练、发音、减慢言语速度、语音语调等训练，改善患者的言语表达能力。

（3）心理疗法：帕金森病患者常存在各种心理问题，在训练时加强心理辅导，使患者保持积极乐观的情绪状态，主动参与康复训练，提高训练效果。

119. 中医康复治疗帕金森病有哪些优势

答：中医康复治疗帕金森病的优势体现在不仅对运动症状有较好的疗效，同时还可改善非运动症状。在疾病早期可延缓西药的使用时间，中晚期作为辅助治疗手段可减少西药用量、提高西药疗效、减轻药物不良反应，从而在整体上提高患者的生存质量。

120. 颤证辨证一般分为哪几个证型

答：颤证一般分为5个证型：实证有风阳内动证、痰热动风证，虚证有气血亏虚证、阴虚风动证、阳气虚衰证。

121. 颤证如何辨证施治

答：（1）风阳内动证：肢体颤动粗大，不能自制，心情紧张时颤动加重，伴烦躁易怒、口苦咽干、眩晕耳鸣、面赤、流涎，或有肢体麻木、语言沉重迟缓、尿赤、大便干、舌红苔黄，脉弦。治以镇肝息风、舒筋止颤为法，方用天麻钩藤饮合镇肝熄风汤加减。

（2）痰热风动证：头摇不止，肢麻震颤，重则手不能持物，头晕目眩，胸脘痞闷，口苦口黏，甚则口吐痰涎，舌体胖大，有齿痕，舌质红，舌苔黄腻，脉弦滑数。治以清热化痰、平肝息风为法，方用导痰汤合羚角钩藤汤加减。

（3）气血亏虚证：头摇肢颤，面色㿠白，表情淡漠，神疲乏力，言迟语缓，动则气短，心悸健忘，眩晕，纳呆，舌体胖大，舌质淡红，舌苔薄白，脉沉濡无力或沉细弱。治以益气养血、濡养筋脉为法，方用人参养荣汤加减。

（4）阴虚风动证：头摇肢颤，持物不稳，步履疾趋，筋脉拘急，肌肉瞤动，伴腰膝酸软，失眠心烦，头晕耳鸣，舌质红，舌苔薄白，或红绛无苔，脉细数。治以滋补肝肾、育阴息风为法，方用大定风珠加减。

（5）阳气虚衰证：头摇肢颤，筋脉拘挛，畏寒肢冷，四肢麻木，心悸懒言，动则气短，自汗，小便清长或自遗，大便溏，舌质淡，舌苔薄白，脉沉细无力。治以补肾助阳、温煦筋脉为法，方用地黄饮子加减。

122. 颤证出现变证时如何加减用药

答：（1）风阳内动证出现变证：肝火偏盛，焦虑心烦，加龙胆、夏枯草；痰多，加竹沥、天竺黄；肾阴不足，虚火上扰，眩晕耳鸣，加知母、黄柏、牡丹皮；烦躁失眠，加琥珀、磁石；颤动不止，加僵蚕、全蝎。

（2）痰热风动证出现变证：痰湿内聚，症见胸闷恶心，咳吐痰涎，舌苔厚腻，脉滑，加煨皂角、天竺黄、白芥子；震颤较重，加珍珠母、生石决明；心烦易怒，加佛手、郁金；胸闷脘痞，加厚朴、瓜蒌皮；肌肤麻木不仁，加地龙、全蝎；神识呆滞，加石菖蒲、远志。

（3）气血亏虚证出现变证：气虚运化无力，湿聚成痰，加半夏、白芥子、胆南星；血虚心神失养，心悸，失眠，健忘，加柏子仁、酸枣仁；气虚血滞，肢体颤抖，疼痛麻木，加鸡血藤、丹参、桃仁、红花；脾胃虚弱，食少纳呆，加焦三仙、砂仁。

（4）阴虚风动证出现变证：阴虚火旺，兼见五心烦热，躁动失眠，便秘溲赤，加黄柏、知母、牡丹皮、玄参；肢体麻木，拘急强直，加木瓜、僵蚕、地龙，重用白芍、甘草；神呆痴傻，加胡桃肉、石菖蒲；善忘，加远志、茯神。

（5）阳气虚衰证出现变证：大便稀溏，加干姜、肉豆蔻；心悸，加远志、柏子仁；神疲乏力，加黄芪、黄精；小便自遗，加益智仁、桑螵蛸。

123. 颤证如何针灸治疗

答：（1）风阳内动证：治法：镇肝息风，疏筋止颤。选穴：百会、四神聪、风池、合谷、太冲、阳陵泉、行间、太冲、太溪。震颤甚者，加大椎；僵直者，加大包、期门，以除颤止僵。操作：针刺用泻法，各腧穴均常规针刺，四神聪针刺时针尖都朝向百会。震颤甚者，大椎深刺，使患者产生触电感，以向四肢放射为度，有此感觉则迅速出针，不提插、不捻转、不留针，或用三棱针刺大椎，再加拔火罐，使之出血少许，每周施术1次；僵直甚者，大包、期门加灸，每穴灸10分钟；百会、大椎两穴若用灸法，应重灸20分钟以上，使患者感到艾灸热力达到颅内和穴位深层。

（2）痰热风动证：治法：清热化痰，平肝息风。选穴：百会、四神聪、风池、合谷、太冲、阳陵泉、丰隆、中脘、阴陵泉。操作：平补平泻，各腧穴操作同风阳内动证。

（3）气血亏虚证：治法：益气养血，濡养筋脉。选穴：百会、四神聪、风池、合谷、太冲、阳陵泉、气海、血海、足三里。操作：针刺用补法，可灸，各腧穴操作同风阳内动证。

（4）阴虚风动证：治法：填精补髓，育阴息风。选穴：百会、四神聪、风池、合谷、太冲、阳陵泉、肝俞、肾俞、三阴交。操作：针刺用补法，可灸，各腧穴操作同风阳内动证。

（5）阳气虚衰证：治法：补肾助阳，温煦筋脉。选穴：百会、四神聪、风池、合谷、太冲、阳陵泉、关元、肾俞、命门。

操作：针刺用补法，可灸，各腧穴操作同风阳内动证。

124. 颤证怎样进行中医循经推拿治疗

答：（1）风阳内动证：以平肝息风、舒筋通络为法，选足太阳经、足厥阴经、足少阳经及四肢等进行治疗，手法主要有㨰、按、揉、搓、一指禅推、扫散、拿法等，在背俞穴、风池、大椎、臂臑、肩井、曲池、合谷、丰隆、承山、委中、阳陵泉、蠡沟、太冲等穴位上操作。

（2）痰热风动证：以清热息风化痰为法，选额部、任脉、手足阳明经、手足太阴经等进行治疗，手法主要有直推、一指禅推、揉、分推、扫散、抹、摩法等，在印堂、发际、太阳、百会、风池、曲池、头维、天枢、大横、关元、气海、中脘、肾俞、血海、涌泉等穴位上操作。

（3）气血亏虚证：以益气养血为法，选督脉、任脉、足太阳经、手足阳明经等进行治疗，手法主要有一指禅推、按、揉、擦、摩法等，在大椎、合谷、背俞穴、命门、中脘、梁门、神阙、关元、气海、足三里、三阴交、涌泉等穴位上操作。

（4）阴虚风动证：以填精育阴息风为法，选两胁部、足厥阴经、足少阴经、任脉、足太阳经等进行治疗，手法主要有一指禅推、摩、按、揉、弹拨、拿、搓、抹法等，在中脘、气海、天枢、章门、肝俞、脾俞、胃俞、三焦俞、太溪、肾俞、八髎、合谷等穴位上操作。

（5）阳气虚衰证：以补肾助阳为法，选督脉、任脉、足太阳经、足少阴经等进行治疗，手法主要有一指禅推、揉、抹、按、扫散、拿、㨰法等，在百会、风池、大椎、脾俞、胃俞、肾俞命门、关元、气海、中脘、足三里、太溪、涌泉等穴位上操作。

125. 颤证还有哪些证型

答：除一般证型外，颤证还包括以下几个证型：血瘀风动证、肾精不足证、肝肾不足证、痰涎壅盛证、阴阳两虚证、虚风内动证、肝气郁滞证、心脾两虚证、寒凝血瘀证、络脉痹阻证、肝经湿热证、风痰阻络证、营卫失调证等。

126. 适用于治疗颤证的专方专药有哪些

答：适用于治疗颤证的专方如下。

（1）阴虚风动者可选择大定风珠、定振丸、天麻钩藤饮、镇肝熄风汤等。

（2）肾精不足者可选择龟鹿二仙膏、地黄饮子、肾气丸等。

（3）痰热动风者可选择黄连温胆汤等。

（4）气血亏虚者可选择归脾汤、八珍汤等。

（5）血瘀风动者可选择通窍活血汤、血府逐瘀汤等。

专药包括肉苁蓉、人参、银杏叶、菟丝子、葛根、雷公藤、龟板、巴戟天、枸杞子、半夏、何首乌、洋金花、黄芩、刺五加、姜黄、天麻、白藜芦、川芎等。

127. 帕金森病患者便秘有哪些中医药疗法

答：（1）中药治疗：便秘实证为邪滞大肠，腑气闭塞不通；虚证为肠失温润，推动无力，导致大肠传导功能失常。其治疗当分虚实而治，原则是实证以祛邪为主，根据热秘、冷秘、气秘之不同，分别施以泻热、温通、理气之法，辅以导滞之品，标本兼治，邪去便通；虚证以养正为先，依阴阳气血亏虚的不同，主用滋阴养血、益气温阳之法，酌用甘温润肠之药，标本兼治，正盛便通。六腑以通为用，大便干结，解便困难，可用下法，但应在辨证论治基础上，以润下为基础，个别证候虽可暂用攻下之药，也以缓下为宜，以大便软为度。

（2）针灸治疗：以通调腑气为法，选穴以手阳明经的俞穴、募穴、下合穴为主。诸穴均常规针刺。热秘、气秘只针不灸，泻法；冷秘针灸并用，泻法；虚秘针灸并用，补法。

（3）推拿治疗：以和肠通便为总法，选中脘、天枢、大横、肝俞、脾俞、胃俞、肾俞、大肠俞、八髎等穴，采用一指禅推、摩、按、揉等手法，并根据不同证型加减穴位和采用不同的操作方法。

此外，还应包括饮食调节、体育锻炼和积极的生活方式等，如补充足量的蔬菜、水果及水分，养成定时排便的习惯，进行适当的体育锻炼。早期治疗是增加液体食物量和普通灌肠，但仅对轻型有效，对严重便秘的患者无效。

128. 帕金森病患者失眠有哪些中医药疗法

答：（1）中药治疗：以补虚泻实、调整阴阳为原则，同时佐以安神之品。大抵虚证多由于阴血不足或气血亏虚，治宜滋补肝肾或益气养血；实证宜清火化痰，消导和中。实证日久亦可转为虚证。虚实夹杂者应先去其实，后补其虚，或补泻兼顾。同时，积极配合心理治疗亦十分重要。

（2）针灸治疗：以宁心安神为法，选手少阴经原穴、手厥阴经络穴、安眠等穴进行治疗。虚证针灸并用，补法；实证只针不灸，泻法。

（3）推拿治疗：以养心安神为法，虚证辅以健脾滋阴养血，实证佐以疏肝清热化痰。选印堂、神庭、太阳、风池、内关、心俞、肝俞、脾俞、胃俞、肾俞、命门等穴，以一指禅推、揉、抹、按、扫散等手法操作，并根据不同证型加减穴位和采用不同的操作方法。

129. 帕金森病患者抑郁、焦虑有哪些中医药疗法

答：（1）中药治疗：理气解郁、怡情易性是治疗抑郁、焦虑的基本原则。实证理气开郁，并根据是否兼有血瘀、火郁、湿滞、食积、痰结等而分别采用或兼用化瘀、降火、化湿、消食、祛痰等法；虚证则根据辨证情况而补之，或养心安神，或补益心脾，或滋补肝肾；虚实夹杂者，则补虚泻实，兼而治之。

（2）针灸治疗：以疏肝解郁、养心安神为法，选穴以督脉和手足厥阴经、手少阴心经的腧穴为主。本病虚实夹杂，以虚为本，各穴均常规针刺，先泻后补或平补平泻，还可根据病情选用头针、腹针、耳针、穴位注射等方法。

（3）推拿治疗：以疏肝健脾为法，头部采用扫、散、开天门等手法，腹部以一指禅点、按、揉、振法，选穴以手厥阴心包经、足少阳胆经、足太阳膀胱经、任脉、督脉等经脉的腧穴为主，并根据不同证型加减穴位和采用不同的操作方法。

治疗时，应对患者加以精神安慰，畅达其情志，使患者乐观、开朗，避免忧郁、焦虑、急躁。

130. 帕金森病患者流涎有哪些中医药疗法

答:(1)中药治疗:中医学认为,痰涎为水湿所化生,脾主涎而肾主唾。脾肾虚则湿浊聚,湿浊盛则痰涎生,故治涎重在脾肾。实证治以清热利湿、祛风化痰,虚证治以温中补虚、利湿止涎。可选用半夏、薏苡仁、白术、陈皮等健脾利湿,兼以黄芪、山药等益气。

(2)针灸治疗:以活血通络为法,选穴以面颊局部和足阳明胃经的腧穴为主。面部腧穴均平补平泻,虚证可加灸法。

(3)推拿治疗:以舒筋通络为法,选面部、足阳明胃经的腧穴,迎香、承浆、廉泉、口禾髎、脾俞、胃俞等穴,手法以一指禅推、按、揉、擦等法为主,根据不同证型加减穴位和采用不同的操作方法。

131. 帕金森病患者尿频或尿失禁有哪些中医药疗法

答:(1)中药治疗:以扶正补虚为主,兼温阳化气、利水渗湿、调整阴阳、平和气血等。选用附子、山药、山茱萸、桂枝等药。

(2)针灸治疗:针刺以足少阴肾经和足太阳膀胱经的俞穴、募穴为主。虚证补气固本,针灸并用,采用补法;实证清热化湿,针刺为主,采用泻法。

(3)推拿治疗:以调理气机、益气补肾为法,选用中脘、天枢、气海、关元、中极、肾俞、命门、足三里等穴,以一指禅推、摩、按、揉等手法进行治疗,根据不同证型加减穴位和采用不同的操作方法。

（二）西医治疗

扫码听书

132. 帕金森病需要药物治疗吗

答：患帕金森病后应尽快用药，遵循"早期发现，早期治疗"的原则，以延缓疾病进展，改善预后，提高生活质量。疾病早期阶段的病程进展较后期阶段要快，一旦发现类似早期帕金森病症状时，应及时到神经内科（中医脑病科）等专科门诊就诊。目前，帕金森病主要采用综合治疗法，以阻止或延缓病情的发展，效果较好。

133. 帕金森病的治疗原则有哪些

答：（1）综合治疗：对帕金森病的运动症状和非运动症状采取全面综合的治疗。治疗方法和手段包括药物治疗、手术治疗、运动疗法、心理疏导及照料护理等。药物治疗为首选，且是整个治疗过程中的主要治疗手段，手术治疗则是药物治疗的一种有效补充。目前应用的治疗手段，无论是药物治疗，还是手术治疗，只能改善患者的症状，并不能阻止病情的发展，更无法治愈。因此，治疗不仅要立足当前，而且更需要长期管理，以期长期获益。

（2）用药原则：用药宜从小剂量开始逐渐加量；以较小剂量达到较满意疗效，不求全效；用药在遵循一般原则的同时也应强调个体化；长期用药；左旋多巴低剂量和剂量滴定原则；协同用药；重视神经保护的原则。

134. 什么是保护性治疗和症状性治疗

答：帕金森病的治疗方法包括保护性治疗和症状性治疗。保护性治疗的目的是延缓疾病的发展，改善患者症状，原则上，帕金森病一旦被确诊就应开始保护性治疗。目前保护性治疗的药物主要有司来吉兰、普拉克索、维生素 E 及辅酶 Q10，但这些药物是否真正具有神经保护作用，尚没有最后定论。症状性治疗能够减轻患者症状，提高其生活质量，但是不能阻止病程发展。帕金森病早期，若病情未对患者造成生理或心理影响，应鼓励患者坚持工作，参与社会工作和体育锻炼，并开始保护性治疗。若疾病影响患者日常生活和工作能力，如症状影响优势侧手、步态障碍及姿势障碍明显等，则应开始症状性治疗。

135. 目前帕金森病的治疗方法有哪些

答：治疗方法主要有药物治疗和手术治疗，二者可以缓解患者的临床症状。

（1）药物治疗：可选用抗胆碱能药物，如盐酸苯海索或甲磺酸苯扎托品、金刚烷胺、左旋多巴及左旋多巴的复方制剂（如多巴丝肼、卡比多巴），还有单胺氧化酶 B（MAO–B）抑制剂（如司来吉兰、雷沙吉兰）、多巴胺受体激动剂（如吡贝地尔、培高利特、普拉克索）及儿茶酚 – 氧位 – 甲基转移酶抑制剂（如托卡朋片、恩他卡朋片）。

（2）手术治疗：如 γ – 刀术、脑深部电刺激术、立体定向丘脑毁损术、立体定向下丘脑切断术、立体定向苍白球切断术等。

136. 目前帕金森病的西药治疗有哪些优势和不足

答：优势：减轻帕金森病的症状；预防及减少并发症的发生；在一定程度上可以延缓病情的进展及延长患者的生命。

不足之处：需长期服药，终身治疗；不良反应多且严重，以消化系统和心血管系统为主；用药禁忌证及注意事项较多且复杂。

137. 治疗帕金森病的西药包括哪几类

答：（1）拟多巴胺类药：此类药物可以直接补充脑内多巴胺的不足，在目前所有抗帕金森病药物中，该类药物疗效最好且耐受良好，被称为治疗帕金森病的金标准。常用药物有多巴丝肼、卡比多巴、左旋多巴控释片等。

（2）中枢抗胆碱药：此类药物有抑制乙酰胆碱的活力，能相应提高脑内多巴胺的效应和调整纹体内的递质平衡。适用于早期轻症患者，或作为左旋多巴的辅助药物。常用药物有盐酸苯海索、东莨菪碱、苯扎托品等。

（3）金刚烷胺：它能加强突触前合成和释放多巴胺，减少多巴胺的重吸收，尚有抗胆碱能作用，可与抗胆碱能药物或左旋多巴合用。

（4）多巴胺受体激动剂：此类药物能在多巴胺神经元突触点直接激动受体，产生和多巴胺相同的药效。常用药物有甲磺酸溴隐亭片、甲磺酸培高利特片、吡贝地尔缓释片（泰舒达）、盐酸普拉克索片（森福罗）等。

（5）单胺氧化酶 B（MAO-B）抑制剂：此类药物可抑制

MAO-B 的活性，既能延长多巴胺在脑内的停留时间，增强疗效，又能减少左旋多巴的用量及其不良反应，同时还间接起到保护神经元的作用。常用药物有司来吉兰、雷沙吉兰等。

（6）儿茶酚－氧位－甲基转移酶抑制剂：此类药物可以减少左旋多巴和多巴胺在体内的降解，使左旋多巴更多地进入脑内转化为多巴胺，同时还可延长多巴胺在脑内的时间。常用药物有托卡朋片（答是美）、恩他卡朋片（珂丹）等。

（7）神经保护剂：维生素 E 和辅酶 Q10 等。

138. 常用的抗胆碱药物有哪些，怎么服用

答：（1）苯海索：口服，每次 1 ～ 2mg，1 天 3 次。

（2）苯扎托品：口服，每次 1 ～ 2mg，1 天 3 次，一般每日最大量不超过 6mg。

（3）盐酸丙环定：口服，从小剂量开始，每日约 7.5mg，分 3 次服，以后每 2 ～ 3 天增加 2.5 ～ 5mg，至最大有效量，为每日 20 ～ 30mg。

（4）盐酸普罗吩胺：口服，成人每次 50mg，每日 1 ～ 2 次，最大量可加至每日 600mg，分 3 ～ 4 次服。老年患者酌情减量。

139. 抗胆碱药物适用于哪些帕金森病患者

答：（1）早期症状轻者。

（2）以震颤为主要症状的帕金森病患者。

（3）流涎明显的帕金森病患者。

140. 抗胆碱药物的不良反应和禁忌证有哪些

答：不良反应：①口干、心率轻度减慢、瞳孔散大、调节麻痹、视力模糊、皮肤干燥、体温升高、尿潴留等。②剂量过大时，除上述症状外，还有中枢神经兴奋症状，如烦躁不安、语言及吞咽困难、排尿困难、便秘、谵妄、幻觉、惊厥。③严重中毒时，由兴奋转入抑制，出现昏迷及延髓麻痹等。

禁忌证：有消化系统及心血管系统疾病的患者慎用，青光眼、前列腺肥大者禁用。

141. 如何正确服用金刚烷胺

答：想要正确服用金刚烷胺，需要了解它的主要作用、不良反应、具体使用方法和禁忌证。根据这些知识点，针对患者的个体情况进行取舍，才能达到正确服用的目的。

主要作用：加强突触前合成和释放多巴胺，减少多巴胺的重吸收，可使帕金森病的主要症状略减轻。

不良反应：较常见的不良反应有幻觉、精神混乱，多见于老年患者，可能由抗胆碱作用所致；情绪或其他精神改变，一般由中枢神经系统受刺激或中毒所致。比较少见的不良反应有排尿困难，以老年人为多；昏厥，常继发于直立性低血压。持续存在或比较顽固，难以消失的不良反应，较常见的有注意力不集中、头晕或头晕目眩、易激动、食欲消失、恶心、神经质、皮肤出现紫红色网状斑点或网状青斑、睡眠障碍、噩梦等。视力模糊、便秘、口干、鼻干、咽干、头痛、皮疹、疲劳、无力、呕吐等少见或极少见。长期治疗中，常见的不良反应有足部或下肢肿胀、不能解释的呼吸短促、体重迅速增加。逾量中毒的表现：惊厥，见于用量是常用量的 4 倍时；严重的情绪或其他精神改变，严重的睡眠障碍或噩梦，亦可有眩晕、嗜睡、抑郁、食欲减退、四肢皮肤青斑、踝部水肿；老年患者可出现幻觉、谵妄、精神失常或错乱；个别患者会出现充血性心力衰竭，可引起肾损害。

使用方法：成人：口服，每次 100mg，每天 1～2 次。治疗数月后疗效会逐渐减弱，每天用量增至 300mg，或暂时停药数周后再用药，可使疗效恢复。对合并有严重疾病或正在应用大剂量其他抗帕金森病药物的患者，开始治疗时每天 100mg，若必要，经 1 周至数周后，用量可增加为每次 100mg，每天两次，若仍未达到最适剂量，可把每天用量增至 400mg，分次服用。如本药已与左旋多巴合用，则本药用量应维持在每次 100mg，每天 1 次或两次的水平，左旋多巴则应逐渐加量，直至达到最佳疗效。

禁忌证：①对本品过敏者禁用。②患有精神疾病者禁用。③妊娠及哺乳期妇女禁用。

142. 什么是多巴胺替代疗法

答：多巴胺替代疗法是帕金森病的治疗方法之一，由于帕金森病主要是黑质神经元变性，导致多巴胺分泌减少，纹状体多巴胺递质减少，造成胆碱能神经功能相对增高，故补充多巴胺是治疗帕金森病的根本。由于多巴胺不能通过血脑屏障，故补充能通过血脑屏障的多巴胺前体左旋多巴，让左旋多巴进入脑内后在黑质脱掉一个羧基后转变成多巴胺，从而使脑内多巴胺得以补充。临床上常用左旋多巴及其复方制剂进行治疗。

143. 目前常用的左旋多巴制剂有哪些

答：（1）多巴丝肼片（美多芭）：开始时每次 62.5mg，每日 2 ～ 3 次，根据患者具体情况，5 ～ 7 天后可加量，每次 62.5mg，每日 3 ～ 4 次，一般每日不超过 5 片。本品最适宜的治疗量因人而异。

（2）帕金宁：开始时每次 1/2 片，每日 3 ～ 4 次，以后每次加 1/2 片，直至每日 6 ～ 8 片，分 3 ～ 4 次服用，疗程 20 ～ 40 周。

（3）卡左双多巴缓释片（息宁）：开始小剂量服用，每次 1/4 片，逐渐增量至 1/2 片或 1 片，每日 3 次，日总量（以左旋多巴计算）300 ～ 600mg，少数患者每日总量可达 800 ～ 1000mg，以增至疗效满意和不出现不良反应时的适宜剂量维持治疗。

服药方法：口服，餐前 1 小时或餐后 1.5 小时服用。

144. 复方左旋多巴制剂目前有哪几种剂型

答：（1）标准剂（普通剂）：有多巴丝肼片（美多芭）和息宁两种片剂。

（2）控释剂：如息宁控释片，优点是有效血药浓度稳定，作用持续时间较长，有利于控制症状波动，可减少服药次数，适用于早期轻症的患者或长期服药出现症状波动者；缺点是起效较慢、不适用于晨僵的患者，生物利用度相对较低，服用剂量应比标准剂量增加 25% 左右。

（3）水溶剂：为弥散型美多芭，优点是吸收迅速，起效快，约 30 分钟即可改善症状，药效维持时间与标准剂基本相同，适用于清晨运动不能、吞咽片剂有困难者，需要缩短"关期"而迅速起效者或剂末肌张力障碍者。

145. 左旋多巴制剂的不良反应及禁忌证有哪些

答：不良反应：①胃肠道反应：早期可出现厌食、恶心、呕吐或上腹不适。②心血管反应：部分患者早期可出现轻度直立性低血压，患者通常无症状，但有些患者可感到头晕，偶见晕厥，继续用药可产生耐受。③异常不随意运动：包括肌肉抽搐、怪相、摇头及双臂、双腿或躯干做各种各样的摇摆运动，过大的呼吸运动引起的不规则喘气或过度换气。④精神障碍：幻觉、妄想、躁狂、失眠、焦虑、情感抑郁等。

禁忌证：①有严重胃肠道疾病、心脏疾病的患者禁用。②对多巴制剂过敏者禁用。③前列腺肥大及闭角型青光眼患者禁用。

146. 如何处理使用左旋多巴制剂出现的疗效减退

答：（1）调整用药、剂量、用法、服药规律，以确保将左旋多巴的浓度维持在比较稳定的水平。

（2）提高左旋多巴控释片、单胺氧化酶 B（MAO-B）抑制剂、COMT 抑制剂的剂量。

（3）当调整药物后，疗效仍达不到预期效果时，可考虑行脑深部电刺激术等外科治疗。

147. 大剂量或长期使用左旋多巴制剂会出现哪些并发症

答：（1）症状波动：包括开关现象和剂末现象。

（2）异动症：又称运动障碍，表现为一种舞蹈样、手足徐动样或简单重复地不自主动作，常见于面部肌肉，颈、背和肢体亦可出现。

（3）精神障碍：有抑郁、焦虑、错觉、幻觉、欣快、轻躁狂、精神错乱、意识模糊等多种表现形式。

148. 症状波动包括哪几种形式

答：（1）剂末现象或剂末恶化：即每次服药后有效时间缩短，在下一次服药前症状恶化，再服药则症状消失。对于此种情况，可通过增加每日服药次数或增加每次服药剂量，改用缓释剂，或加用其他辅助药物治疗。

（2）开关现象：是迅速发生的异动症及运动不能双相交替的现象，即症状呈波动性好坏。"开"时症状相对减轻伴有多动，即药物治疗后患者能运动；"关"时症状相对加重，即患者运动能力丧失，表现为患者突然变得僵硬不能运动，持续几分钟，然后又突然能运动。

149. 什么是异动症

答：异动症是长期服用左旋多巴出现的主要运动并发症，表现为舞蹈症或手足徐动样不自主运动、肌强直或肌阵挛，可累及头面部、四肢、躯干，有时表现为单调刻板的不自主动作或肌张力障碍。异动症主要包括剂峰异动症、双相异动症和肌张力障碍3种形式。

150. 如何处理使用左旋多巴制剂出现的开关现象

答：（1）减少每次的用药量，增加服药次数，但需保证每日服用的药物总量不变。

（2）调整治疗药物，适当加用多巴胺受体激动剂（如吡贝地尔缓释片、盐酸普拉克索片等）、COMT 抑制剂或卡左双多巴控释片，进而减少左旋多巴的剂量。

151. 如何处理肌张力障碍

答：肌张力障碍常表现为足或小腿痛性肌痉挛，多发生在清晨服药之前，其治疗可晚上服用复方左旋多巴控释片或长效多巴胺受体激动剂或加用儿茶酚 – 氧位 – 甲基转移酶抑制剂，或在起床前服用复方左旋多巴标准片或水溶片，发生于剂末或剂峰的肌张力障碍可相应增减复方左旋多巴的用量。

152. 如何处理左旋多巴制剂导致的精神症状

答：左旋多巴制剂导致的精神症状的表现形式多种多样，如生动的梦境、抑郁、焦虑、错觉、意识模糊等。典型者会出现幻视，发生率常随年龄增加或认知损害的加重而上升。出现精神症状时，可调整药物以改善症状，若效果不明显，可加用抗精神病药物，如氯氮平、喹硫平等。

153. 多巴胺受体激动剂的作用和分类是什么

答：多巴胺受体激动剂能在多巴胺神经元突触点直接激动受体，产生和多巴胺相同的药效。多巴胺是一种中枢神经系统的递质，对肢体的运动、协调方面有着重要作用，若多巴胺神经元受损，会出现帕金森样症状，如面具脸、运动迟缓、肢体僵硬、慌张步态等。多巴胺受体激动剂主要包括麦角类和非麦角类两大类。

154. 麦角类多巴胺受体激动剂主要有哪些药物

答:(1)溴隐亭:初始每次 0.625mg,每日 1 次,每隔 5 天增加 0.625mg,有效剂量 3.75 ～ 15mg/ 天,分 3 次口服。适用于左旋多巴疗效不好或不能耐受者,症状波动者,泌乳素过高引起的闭经或乳溢、抑制生理性泌乳者,肢端肥大症患者,舞蹈病患者。

(2)α - 二氢麦角隐亭:初始每次 2.5mg,每日两次,每隔 5 天增加 2.5mg,有效剂量 1 天 30 ～ 50mg,分 3 次口服。适用于帕金森病、头痛和偏头痛、高泌乳素血症的基础治疗,可改善因神经功能退化、改变而造成的老年性痴呆和脑血管痴呆的各种综合症状。

155. 麦角类多巴胺受体激动剂有哪些不良反应和禁忌证

答:不良反应:①用药早期可见恶心、呕吐、眩晕、直立性低血压,甚至昏厥。②可引起下肢血管痉挛,还可有鼻充血、红斑性肢痛、心律失常、心绞痛加重、口干、便秘、腹泻、头痛、嗜睡、幻觉、妄想、躁狂、抑郁等。③帕金森病患者可能发生运动障碍,肢端肥大症患者可能出现胃肠出血。④长期用药可出现皮肤网状青斑、腹膜纤维化、胸膜增厚和积液。

禁忌证:①对麦角制剂过敏者禁用。②严重缺血性心脏病和周围血管病患者禁用。③ 15 岁以下儿童禁用。④孕妇、哺乳者禁用。⑤有严重精神病史者患者禁用。⑥有高血压或高血压既往史,以及妊娠高血压综合征或妊娠高血压既往史者禁用。⑦肢端肥大症伴有溃疡病或出血史的患者禁用。

156. 非麦角类多巴胺受体激动剂主要有哪些药物

答：（1）吡贝地尔缓释片：初始剂量为每次 50mg，每日 1 次，不能耐受者可改为 25mg，每日两次，1 周后可加至 1 次 50mg，每日两次，最大量一般不超过 1 天 200mg。治疗帕金森病，单独使用或与左旋多巴联用。

（2）盐酸普拉克索片：初始剂量为每次 0.125mg，每日 3 次，以后每周增加 0.125mg，一般单用有效剂量为 0.5 ～ 0.75mg，每日最大剂量为 4.5mg。治疗帕金森病，单独使用或与左旋多巴联用，如在疾病后期左旋多巴的疗效逐渐减弱或者出现变化和波动时（剂末现象或开关现象），可应用本品。

（3）罗匹尼罗：初始剂量为每次 0.25mg，每日 3 次，每周增加 0.75mg 至每日 3mg，一般有效剂量为每日 3 ～ 9mg，每日最大剂量为 24mg。适用于治疗帕金森病及中度至重度的下肢不宁综合征。

（4）罗替戈汀：初始剂量为每日 4.5mg，以后每周递增 4.5mg，以确定患者的理想剂量。适用于早期原发性帕金森病的治疗和晚期帕金森病的辅助治疗。

157. 非麦角类多巴胺受体激动剂有哪些不良反应和禁忌证

答：不良反应：①轻微的消化道不适，如恶心、呕吐、胀气等。②心理紊乱，如混浊或激越，这些症状比较罕见，可在停药后消失。③血压紊乱（直立性低血压）或血压不稳，非常少见。④可能引起过敏反应。

禁忌证：①对本品中任何成分过敏者。②心血管性休克。③心肌梗死急性期。

158. 单胺氧化酶 B（MAO-B）抑制剂有什么作用

答：单胺氧化酶 B（MAO-B）抑制剂可抑制神经元内多巴胺分解代谢，增加脑内多巴胺含量，与左旋多巴并用效果更好。与左旋多巴并用时，司来吉兰特别能减少帕金森病的波动，如剂末症状。

159. 目前常用的单胺氧化酶 B（MAO-B）抑制剂有哪些

答：（1）司来吉兰：初始剂量为每次 2.5 ～ 5mg，每日两次，早晨、中午服用。一般作为治疗帕金森病的辅助药物，可增强和延长左旋多巴的疗效，降低左旋多巴的用量，减少外周不良反应，消除长期单用左旋多巴而出现的开关现象。

（2）雷沙吉兰：每次 1mg，每日 1 次，早晨服用。对长期应用多巴制剂，药效出现衰退的患者有改善作用。单独使用时，作为帕金森病早期治疗的一线用药或与左旋多巴联用治疗中重度帕金森病。

160. 单胺氧化酶 B（MAO-B）抑制剂有哪些不良反应和禁忌证

答：不良反应：偶可出现焦虑、幻觉、运动障碍等。少数患者出现恶心、低血压、肝脏转氨酶暂时性增高。

禁忌证：①胃溃疡、未控制的高血压、心律失常、心绞痛、精神病患者慎用。②肝功能不全者慎用。③家族遗传性震颤、亨廷顿病患者禁用。

161. 儿茶酚－氧位－甲基转移酶抑制剂有什么作用

答：儿茶酚－氧位－甲基转移酶抑制剂通过抑制左旋多巴在外周的代谢，维持左旋多巴血浆浓度稳定，以增加脑内多巴胺含量。与复方左旋多巴制剂合用可增强后者疗效，减少症状波动。

162. 目前常用的儿茶酚－氧位－甲基转移酶抑制剂有哪些

答：（1）恩他卡朋：每次 100～200mg，每日 3～4 次，与复方左旋多巴同服有优化作用，并可减少后者剂量，单用无效。作为左旋多巴／苄丝肼或左旋多巴／卡比多巴的佐剂，用于原发性帕金森病和帕金森综合征的治疗。

（2）托卡朋：每次 100mg，每日 3 次，第 1 次与左旋多巴同服，此后间隔 6 小时服用，可以单用，每日最大剂量为 600mg。本品用于接受左旋多巴和卡比多巴联合治疗的原发性帕金森病的辅助治疗。

163. 儿茶酚－氧位－甲基转移酶抑制剂有哪些不良反应和禁忌证

答：不良反应：腹泻、头痛、多汗、口干、转氨酶高、腹痛、尿色变黄等。

禁忌证：①肝脏疾病患者以及目前 SGPT/ALT 或 SGOT/AST 超过正常值上限的患者禁用。②严重肾功能损害的患者禁用。③对 COMTI 及本品中任何其他成分过敏者禁用。④具有非创伤性横纹肌溶解病史的患者禁用。⑤在某些疾病状态下曾出现过高热和意识模糊的患者禁用。

164. 怎样联合运用抗帕金森病药物以达最佳疗效和减少不良反应

答：用药原则：用药宜从小剂量开始，逐渐加量，以较小剂量达到较满意疗效，不求全效。在遵循一般原则的同时也应强调个体化。

早发且不伴智能减退的患者可选择以下药物。①非麦角类多巴胺受体激动剂。② MAO-B 抑制剂。③金刚烷胺，若震颤明显而其他抗帕金森病药物效果不佳，则可选用抗胆碱能药物。④复方左旋多巴＋儿茶酚 - 氧位 - 甲基转移酶（COMT）抑制剂。⑤复方左旋多巴。④和⑤一般在①、②、③方案治疗效果不佳时加用，但若因工作需要力求显著改善运动症状，或出现认知功能减退时，则可首选④或⑤方案，或小剂量应用①、②、③方案，同时小剂量合用⑤方案。

晚发或伴智能减退的患者首选复方左旋多巴，必要时可加用非麦角类多巴胺受体激动剂、MAO-B 或 COMT 抑制剂。苯海索有较多不良反应，尽可能不用，尤其对于老年男性患者，除非有严重震颤且其他药物疗效不佳时可考虑应用。

165. 如何处理服用抗帕金森病药物出现的胃肠道反应

答：合理的调节是关键，饮食治疗是帕金森病的辅助治疗方法之一，目的在于维持患者较佳的营养和身体状况，并通过调整饮食，使药物治疗达到更好的效果。

（1）食物多样，愉快进餐。

（2）多吃谷类和蔬菜瓜果。

（3）经常适量吃奶类和豆类。奶类含丰富的钙质，每天喝 1 杯牛奶或酸奶，但牛奶中的蛋白质成分可能对左旋多巴药物疗效有一定的影响，为了避免影响白天的用药效果，建议喝牛奶安排在晚上睡觉前。豆腐、豆腐干等豆制品也可以补充钙。

（4）限量肉类的摄入。蛋白质会影响左旋多巴的疗效，需限制摄入。

（5）尽量不吃肥肉、荤油和动物内脏。饮食中过高的脂肪会延迟左旋多巴药物的吸收，影响药效。

（6）每天喝 6 ～ 8 杯水。

（7）服药半小时后进餐。初服左旋多巴的患者，服药后可能会出现恶心，可以在服药的同时吃一些低蛋白食物，如饼干、水果、果汁等，喝姜汁也可缓解恶心、呕吐。

（8）可加用多潘立酮片 10mg，餐前 15 ～ 30 分钟服用，以减轻胃肠道反应。

166. 怎样服用抗帕金森病药物

答：治疗帕金森病的总体目的是尽可能长期维持患者独立活动的功能，使患者生活自理，不求全效，尽量保持药物在最低维持量。为获得较好疗效和减少药物的不良反应，应根据帕金森病患者的年龄、症状类型、病情轻重程度、个体对药物的耐受性、药物价格及经济承受能力等选择理想的药物进行治疗。

（1）抗胆碱类药物：主要用于以震颤为主的早发型且无认知障碍的帕金森病患者。例如，苯海索，每次 1 ～ 2mg，每日 2 ～ 3

次，以餐后或进餐时服药较好，如每日服药两次，可在早午服。

（2）金刚烷胺：用于早期患者，宜饭后服用。此药可引起失眠，故不宜晚上服用，以早午服用为宜。一般每日不超过300mg，分为 2 ～ 3 次服用。

（3）左旋多巴及其复方制剂：应从小剂量开始，逐渐缓慢加量，尽可能用最低有效剂量。老年人的用量需减少，更要注意不良反应。其最适宜的维持量必须根据每个患者的具体情况，经仔细观测而定。根据临床经验，复方左旋多巴制剂中的左旋多巴以每日不超过 400mg 为宜，且宜多次（即分 3 ～ 4 次服用）少量服用，否则易出现运动并发症。复方制剂中的帕金宁、卡左双多巴（息宁）、多巴丝肼片（美多芭）的相互替换，主要依据左旋多巴的含量和患者的反应，在医生指导下进行。

（4）药物假日疗法：是指停用左旋多巴一段时间后，再次服用左旋多巴。目的是使左旋多巴发挥更好的疗效。因长期使用左旋多巴后，纹状体内的突触后神经元失去了对多巴胺的敏感性，而停止用药 7 ～ 10 天，敏感性得以重新出现，且可维持 6 个月之久。这种方法从理论上讲是合理的，但临床上会遇到很大困难，特别是老年人，在突然停药后会变得不能活动，易导致坠积性肺炎。因此，老年人不宜采用。

（5）多巴胺受体激动剂：可作为疾病早期或年轻患者的首选治疗，多数作为左旋多巴的加强剂，需与食物同时服用或饭后半小时服用，以减轻胃肠道反应，呕吐明显时可于服药前 30 分钟加用多潘立酮片（吗丁啉）等胃肠动力药物。

（6）单胺氧化酶 B（MAO–B）抑制剂：如盐酸司来吉兰片（咪多吡），一般开始时清晨口服 1 片（5mg），以后可增至 10mg/ 天，早晨 1 次或分早午两次服用。

（7）儿茶酚 - 氧位 - 甲基转移酶抑制剂：与复方左旋多巴或 MAO-B 抑制剂同服，单用无效，对左旋多巴所致的开关现象、剂末现象有效。

167. 怎样撤换抗帕金森病药物

答：用药原则：用药宜从小剂量开始，逐渐加量。以较小剂量达到较满意疗效，不求全效。在遵循一般原则的同时也应强调个体化，根据患者的病情、年龄、职业及经济条件等因素采用最佳的治疗方案。药物治疗时不仅要控制症状，而且应尽量避免药物不良反应的发生，并从长远的角度出发，尽量使患者的临床症状能得到较长期的控制。

换药方法如下。

（1）一旦出现开关现象，可采用微泵持续输注左旋多巴甲酯、乙酯或非麦角类多巴胺受体激动剂。

（2）出现剂峰异动症，可通过减少每次左旋多巴的剂量或加用非麦角类多巴胺受体激动剂、金刚烷胺治疗。双相异动症的控制较困难，可加用长半衰期非麦角类多巴胺受体激动剂或儿茶酚 - 氧位 - 甲基转移酶抑制剂，或微泵持续输注左旋多巴甲酯、乙酯或非麦角类多巴胺受体激动剂。肌张力障碍，可根据其发生在剂末或剂峰而对相应的左旋多巴制剂剂量进行相应的增减。

（3）当患者出现精神症状时，首先考虑逐渐减少或停用抗胆碱能药物、金刚烷胺、司来吉兰、非麦角类多巴胺受体激动剂、复方左旋多巴。对经药物调整无效或因症状重无法减停抗帕金森病药物者，可加用抗精神病药物，如氯氮平、喹硫平等。出现认知障碍的帕金森病患者可加用胆碱酯酶抑制剂，如多奈哌齐、卡巴拉汀。

（4）若帕金森病患者的睡眠障碍是由于夜间病情加重所致，可在晚上睡前加服左旋多巴控释剂；若患者夜间存在下肢不宁综合征影响睡眠，可在睡前加用非麦角类多巴胺受体激动剂；若经调整抗帕金森病药物后仍无法改善睡眠时，可选用镇静安眠药。

168. 帕金森病患者失眠可以用安眠药吗

答：使用安眠药必须慎重，安眠药的种类很多，都有不良反应，请不要长期不间断地服用安眠药。帕金森病患者临睡前可以洗个热水澡，或者闭上眼睛听一段自己喜欢的音乐，最好不要依赖药物进行睡眠，这会对身体造成很大的伤害。如果用药也应该严格遵照医嘱。

169. 帕金森病患者抑郁、焦虑时如何处理

答：超过 40% 的帕金森病患者同时伴有抑郁、焦虑，主要表现为易疲劳、能动性降低、悲观情绪、兴趣减退、睡眠障碍、情绪不稳，严重者有明显的精神运动迟缓、情绪低落等，会不同程度地影响患者的运动功能。首先应判断抗帕金森病药物的用量是否适当，根据具体情况予以调整；同时给予心理疏导，与患者多沟通，了解其内心思想活动，耐心听取，经常鼓励患者，亦建议家属多鼓励、陪伴患者参加一些户外活动，增加与人交流的机会，让患者体会到自己的人生价值依然存在，没有被社会抛弃，为患者寻找帕金森病病友，病友之间可以相互交流、相互鼓励，增加患者的信心；若通过心理疏导，患者的抑郁、焦虑症状仍无

明显改善时，可适当运用抗抑郁的药物进行治疗，如 5- 羟色胺再摄取抑制剂等。

170. 帕金森病患者出现精神症状时如何处理

答：使用第二代抗精神病药物，如喹硫平，起始剂量为每日 25mg，晚上睡觉前服用，随后以每日 25 ～ 50mg 的幅度增至有效剂量，每天 1 ～ 2 次，中午、晚上服用。亦可选用氯氮平，首次剂量为 25mg，晚上睡觉前服用，老年患者一般每日不超过 400mg，随后以每日 25 ～ 50mg 的幅度增至有效剂量，每天 1 ～ 2 次，中午、晚上服用，一般每日不超过 400mg。

171. 帕金森病患者智能下降时需要尽早治疗吗

答：传统抗帕金森病的药物治疗只能控制病情，不能阻止病情的进展，帕金森病患者出现智能下降时，应该尽早治疗，可以选用卡巴拉汀、盐酸多奈哌齐片等。

172. 帕金森病患者出现直立性低血压时如何处理

答：非药物治疗：①增加盐分的摄入量，少食多餐，戒酒。②睡觉时采用高枕卧位，以促进钠潴留，减少夜尿，同时还能缓解症状。③使用弹力袜，增加静脉回流。

药物治疗：①周围肾上腺能药物，如麻黄素、苯丙醇胺、盐酸皮质激素（如氢化可的松）、前列腺素合成酶抑制剂（如吲哚美辛）、造血前期药（如促红细胞生成素）。②直接的血管收缩剂（如盐酸米多君）。

173. 帕金森病手术治疗的适应证和禁忌证有哪些

答：适应证：早期药物治疗效果显著，而长期服药后疗效明显减退，以及出现不自主的舞蹈样动作或类似症状的异动症者，或无法耐受抗帕金森病药物不良反应者，或经过系统的药物治疗无效者，可考虑手术治疗。

禁忌证：①年龄超过 80 岁，伴有严重功能障碍，如严重糖尿病、重度心肌缺血或心律失常、高血压 3 级血压控制不满意。②帕金森病已到十分严重的晚期。③临床表现为运动不能型。④药物治疗有效，未出现明显不良反应。⑤帕金森叠加综合征患者。⑥具有其他手术禁忌证，如局部头皮感染、严重出血倾向等。

174. 目前开展的帕金森病手术治疗有哪些

答：目前开展的帕金森病手术治疗包括苍白球或丘脑底核毁损或切除术、丘脑腹外侧核毁损术、脑深部电刺激、细胞移植术等。患者具体适用于哪种治疗方法，应由患者的体质、病情等因素决定。目前脑细胞移植术还在临床试验中。

175. 帕金森病患者手术治疗后还需用药吗

答：适宜手术的帕金森病患者手术后若未出现并发症，则临床症状、体征会得到不同程度的改善，病情好转，但术后仍需一定的药物维持治疗。

176. 苍白球毁损术的并发症有哪些

答：苍白球毁损术最早用于治疗帕金森病始于 20 世纪 50 年代初，传统的苍白球毁损术将靶点定在内侧苍白球的前、背部，这种手术方式虽然能降低患者肌张力，但对运动迟缓、姿势障碍、步态障碍等方面的改善效果较差，之后，靶点转移到内侧苍白球的腹后部，使患者的运动障碍及其他症状明显改善。

其并发症分为 I 类并发症和 II 类并发症。I 类并发症的发生与手术定位不准确有关，包括视野缺损、偏瘫。II 类并发症的发生与手术创伤有关，目前不能完全用定位偏差来解释，包括乏力感、流涎、吞咽困难、呃逆、音量降低、嗜睡、癫痫发作、肢体失用、精神错乱、脑出血、昏迷。苍白球毁损术的并发症种类较多，双侧手术要慎重，尤其是同期双侧苍白球毁损术。

177. 丘脑腹外侧核毁损术的适应证和并发症有哪些

答：适应证：①症状以震颤为主的患者，尤其是伴有姿势性、动作性震颤或对左旋多巴无反应的静止性震颤，或者合并有原发性震颤，影响生活和工作能力者。②单侧症状重，无明显行动迟缓者。③左旋多巴类药物引起的异动症。④经过系统的药物治疗（主要指左旋多巴类药物以及多巴胺受体激动剂）仍不能消除震颤症状的患者。

并发症：舌与手的麻木，辨距不良，肌张力低下，对侧肢体力弱，以及短暂性意识混乱。

178. 丘脑底核毁损术的适应证和并发症有哪些

答：适应证：①原发性帕金森病患者，服用左旋多巴制剂疗效减退或出现不良反应。②有明显的起步困难或僵直者。③左旋多巴用量较大，每日超过 1000mg 者。④一侧苍白球毁损术后，对侧肢体帕金森病症状加重者。

并发症：偏侧投掷症。

179. 脑深部电刺激术（DBS）的适应证和并发症有哪些

答：适应证：①对左旋多巴反应性好（＞30%），伴症状波动的原发性帕金森病患者。②药物治疗曾一度控制病情，但药物疗效逐渐下降或出现运动并发症，或无法耐受抗帕金森病药物不良反应的患者。③病程相对较短（仍需大于 5 年），估计手术难度相对较小的患者，年龄不宜超过 70 岁。

并发症：①与手术相关的并发症，如颅内出血或感染。②与硬件相关的并发症，如电极错位、导线折断、脑组织腐蚀等。③与刺激相关的并发症，如偏侧投掷症、感觉异常等。④由手术诱导的药物治疗变化相关的并发症。⑤认知与行为功能障碍。

180. 神经放射治疗帕金森病的方法和优缺点是什么

答：方法：X 刀治疗、伽马刀治疗。

优点：侵袭小；并发症少；避免开颅手术出现的并发症，如颅内出血、感染等。

缺点：过量的射线照射或射线焦点偏离会使正常组织受到破坏，造成正常神经组织损伤、偏瘫等严重并发症。

181. 神经放射治疗帕金森病的适应证和禁忌证有哪些

答：适应证：①确诊为原发性帕金森病。②经正规药物治疗两年或两年以上无效。③药物治疗有严重的不良反应。④双侧肢体症状均较严重。

相对禁忌证：全身状态差，严重感染。

182. 细胞及基因移植可以治疗帕金森病吗

答：脑细胞移植术治疗帕金森病还在临床试验中，最近临床研究显示，胚胎脑移植只能轻微改善 60 岁以下患者的症状，并且 50% 的患者在手术后会出现不随意运动的不良反应，目前还不宜普遍采用。基因治疗尚停留在实验室阶段。

三、调护篇

（一）中医调护

扫码听书

183. 怎样预防颤证

答：颤证常因年老体虚、情志过极、久病脏腑受损或劳逸失当致使肝肾气血不足，髓海失充，肢体失主，并与肝阳、痰热、瘀血等互阻络道而成。其病虽在筋脉，但与脑髓、肝、肾、脾、肺等受损有关，病性为本虚标实。

预防颤证应当顺应四时养生，调畅情志，劳逸适当，促使脏腑功能协调。

184. 运动可以延缓颤证患者疾病的进展吗

答：运动不能延缓颤证患者疾病的进展，但研究表明，一些传统的养生运动，如太极拳、太极剑等展现出良好的应用前景，均能增强颤证患者的平衡能力、机动性，增加步行持续时间，从而改善颤证患者的症状。

颤证患者应刻意去做一些导引经筋、太极拳、太极剑等传统运动，令腰、膝、肩、肘、腕等这些平时僵硬的部位得以放松。太极拳和太极剑是优秀的健身运动，其动作舒展大方、缓慢柔和、刚柔相济，对健身养生有着特殊的功效。太极拳以意念引导动作，符合人体的生理保健要求，能促进人体的新陈代谢，还能对心情进行调节。在神意和心情上平静、自然，神舒体松，有益于身体康健。太极拳和其他运动的区别就是身体放松、心静，身心完全沉浸在运动中，使大脑和身体、心理得到安静和平衡。太极拳可以消除头脑的紧张、忧愁、恐惧，对人们身心进行调节，有利于摆脱病态心理，使心情愉快、心情平静，提高免疫力，增强体质，健康长寿。颤证患者肢体僵硬，行动迟缓，而且长期的颤证患者多伴有焦虑、抑郁，故太极拳和太极剑比较适合颤证患者。

185. 颤证患者可以练保健按摩功吗

答：颤证患者是可以练保健按摩功的，具体部位按摩保健方法如下。

头颈部：点按百会穴、太阳穴、风池穴、大椎穴各1分钟，可以起到醒脑通窍、改善脑部供血的作用。

颈部活动：尽力将头向后仰，双眼注视天花板，保持5秒后回到正常位置，做颈部前后左右运动，然后低头，尽量用下颏去触碰胸部，保持5秒后回到正常位置，重复练习5次，可以改善颈肩部僵硬。

腰背部：双手叉腰，用拇指点按腰部脊柱旁肾俞、大肠俞，同时进行侧弯、转体运动，左右各8次，可放松腰背肌肉，并有补肾壮腰、改善便秘的效果。

腹部：点揉中脘穴（顺时针），揉全腹20次，可以促进肠蠕动，改善便秘。

上肢：用健手捏拿患侧上肢，从肩部到腕部，反复 5～10次，重点捏拿曲池、手三里、外关、合谷等穴，可以活血通络，改善上肢僵硬。

下肢：风市－血海、足三里、阳陵泉－阴陵泉、阳交－三阴交，各敲打 10 次，并从下往上敲打 5 次，左右交替，可以改善下肢僵硬。晚上洗脚后，揉按太冲、太溪穴 1 分钟，可以起到补益肝肾的作用。

颤证患者运动时容易摔跤，做上述保健操时要特别注意安全，最好在家属陪同下完成。

186. 做养身操对颤证患者有益吗

答：养身操是根据传统中医学理论编创的修身养性体操，讲究宁神调息，气沉丹田，活动舒缓，可起到强身健体、疏通筋络的作用。做养身操对颤证患者来说是有益的，针对患者出现的静止性震颤、僵直、行动迟缓等症状，做养生操时要突出几个方面，包括让各个关节打开、降低肌张力、提高步行能力等。

187. 练五禽戏对颤证患者有益吗

答：五禽戏属古代导引术之一，它要求意守、调息和动形协调配合。意守可以使精神宁静，神静则可培育真气；调息可以行气，通调经脉；动形可以强筋骨，利关节。五种功法各有侧重，但又是一个整体，是一套系统的功法，如果经常练习而不间断，则能起到养精神、调气血、益脏腑、通经络、活筋骨、利关节的作用，对颤证患者来说是有益的。

188. 练内养功对颤证患者有益吗

答：内养功主要是教导我们练气、养气和行气，强胃健脾，培补后天之本，从而起到补气血、益脏腑的作用，对颤证患者来说是有益的。

189. 颤证患者如何做到劳逸结合

答：劳和逸之间具有一种相互对立、相互协调的辨证统一关系，二者都是人体的生理需要。在生活中，必须有劳有逸，既不能过劳，也不能过逸。孙思邈的《备急千金要方·道林养性》云："养性之道，常欲小劳，但莫大疲及强所不能堪耳。"古人主张劳逸中和，有常有节。长期以来的实践证明，劳逸适度对人体养生保健有重要作用。做到劳逸结合，要注意以下几点。

（1）体力劳动轻重相宜：轻度颤证患者可以参与日常劳动，但仍要注意劳动强度轻重相宜。更重要的是安排好业余生活，使自己的精力、体力、心理等得到充分恢复和发展。在田园劳动方面，应根据体力量力而行，选择适当的劳动，要注意轻重搭配进行。

（2）脑力劳动与体力活动相结合：脑力劳动偏重于静，体力活动偏重于动。动以养形，静以养神，体脑结合，则动静兼修，形神共养。从事脑力劳动的颤证患者可进行一些体育锻炼，使机体各部位得到充分有效的运动，还可从事美化庭院的活动，在庭院内种植一些花草树木，并可结合场景吟诗作画，陶冶情趣，有利于身心健康，延年益寿。

（3）家务劳动秩序化：操持家务是一项繁杂的劳动，家务劳动主要包括清扫、洗晒、烹饪、缝补等，只有安排得当，才能够杂而不乱，有条不紊，有劳有逸，既锻炼身体，又增添精神享受，有利于健康长寿。反之，若家务劳动没有秩序，杂乱无章，则形劳神疲，甚至早衰折寿。

（4）休息保养多样化：要做到劳逸结合，就要注意多样化的休息方式。休息可分为静式休息和动式休息，静式休息主要是指睡眠，动式休息主要是指人体活动，可根据爱好自行选择，如听相声、听音乐、聊天、看戏、下棋、散步、观景、钓鱼、赋诗作画、打太极拳等。总之，动静结合，寓静于动，既达到休息目的，又起到娱乐效果，不仅使人体消除疲劳，精力充沛，而且使生活充满乐趣。

190. 颤证患者怎样预防"痰"的发生

答：痰饮的形成，多由于外感六淫、七情内伤、饮食不节等导致脏腑功能失调，气化不利，水液代谢障碍，水液停聚而形成。颤证患者预防"痰"的发生，要注意以下几点。

（1）调理脾胃，杜绝生痰之源："脾为生痰之源"，不仅对于临床各科具有普遍的指导意义，而且在养生延年抗衰老方面具有重要的学术价值。进入中老年阶段以后，必须注意脾胃的调理，保持其运化功能正常。脾胃在病因上的重要性，一方面表现为气血的化生正常与否，另一方面表现为体内浊物的排出正常与否。因此，中医文献中不仅有"脾胃为气血生化之源"的说法，而且有"脾为生痰之源"的理论。饮食水谷化生为气血还是成为痰浊，关键在于脾胃的运化功能如何。李东垣《脾胃论》着重提出"胃虚脏腑经络皆无所受气而俱病"的论点，以说明脾胃在人体中的重要地位。在此之前的《黄帝内经》《伤寒杂病论》，此后之历代医家皆十分重视脾胃对人体气血的化生作用。若脾胃运化失常，功能低下，不仅气血生化无源，而且会内生痰浊。因此，痰证的预防，首先是调理脾胃，固其根本。

（2）消除病因，控制痰浊内生：痰浊内生不仅与脾胃运化功能正常与否有直接关系，而且还有多方面致病因素的参与，主要因素有外感内伤、饮食、劳倦、瘀血停积等。因此，在养脾和胃的基础上，还应针对不同的病因，调理相关脏腑，采用不同的治法，如宣肺、疏肝、利胆、温肾、补心、行气、活血、泻火、除湿、润燥、散寒等，并养成良好的饮食和生活习惯，如控制肥甘饮食、注意起居有节、避免体劳、恬淡虚无、怡情养性等，从多方面减少诱发痰浊内生的因素，这对延缓衰老，防止老年痰浊性疾病的发生是必不可少的。

（3）改善痰浊体质，避免痰多为患：元代，中医对痰浊与禀赋的关系已有了相当明确的认识，如元代王珪的《泰定养生主论》有云："余自思父母俱有痰疾，我禀此疾，则与生俱生也。"此后，清代王燕昌则针对肥胖之人提出"肥人所忌"，其在《王氏医存》中有云："肥人嗜酒者，湿热生痰，多入四肢；嗜茶水者，水注为痰，多在胸肺；嗜肥甘者，瘀积生痰，多在肠胃；善怒者，郁热生痰，结聚上焦；酒色甚者，湿热伤肾，疼在腰脊；多淫倦卧者，相火瘀闭于肝肾，气火困乏于肌肉，蕴痰不出，则为痈疽。知其痰所由生，则知所宜忌矣。"由此可见，肥胖痰浊体质之人尤需注意摄生，对酒、茶、肥甘厚味、房室皆应节制，并注意六情所伤，多动少卧，以免痰浊内生，多而为患。从现代有关肥胖症的研究和治疗情况来看，多食肥甘、好逸少动、步入中老年是基本因素，痰湿内聚是基本病机，而病之根本仍在脾胃功能失调，饮食精微不能化气生血，水液不能转化为津液，反而变为痰湿浊物滞留体内，渐成肥胖，故改善痰浊肥胖体质，必须以健脾和胃、利湿化痰为主。

191. 颤证患者如何防止瘀血的出现

答：颤证患者瘀血的原因包括血出致瘀、气滞致瘀、因虚致瘀、血寒致瘀、血热致瘀几个方面。针对以上原因，防止瘀血出现，可采取以下措施。

（1）体育锻炼：多做有益于心脏血脉的活动，如各种舞蹈、太极拳、八段锦、长寿功、内养操、保健按摩术，以助气血运行。

（2）饮食调理：常食桃仁、油菜、山慈菇、黑大豆等具有活血祛瘀作用的食物，酒可少量常饮，醋可多吃，山楂粥、花生粥亦颇相宜。

（3）药物养生：选用活血养血之品，如地黄、丹参、川芎、当归、茺蔚子等。

（4）精神调养：血瘀体质的人要培养乐观的情绪。精神愉快则气血和畅，营卫流通，有利于血瘀体质的改善。反之，苦闷、忧郁则可加重血瘀倾向。

192. 颤证患者怎样预防火邪

答：与颤证相关的火邪多为肝火或肾火，因年老体虚、情志过极、久病脏腑受损或劳逸失当，致使肝肾阴虚，虚火上炎。肝火的预防办法关键在于制怒，同时要注意休息，防止过度疲劳，因为身体劳累会使人情绪不稳而易怒。平时要少食辛辣、海腥、过腻、过酸、煎炸食品，以免"火上浇油"。要预防肝火旺，除了睡眠足够、心情放松，还可服用一些简单的药物，如肝热者可用金菊花、溪黄草、夏枯草、白芍等药物合煎饮服，亦可用中草药茶饮保健，如黄连、黄芩等。

193. 颤证患者如何防止气血不足

答：颤证患者气血不足多因劳伤过度、久病失养所致。防止气血不足的养生方法有以下几个方面。

（1）生活调摄：避免劳伤过度、劳心过度，患病尽早治疗，以免久病耗伤气血，同时要谨防"久视伤血"。

（2）饮食调养：常食粳米、糯米、小米、黄米、大麦、山药、籼米、马铃薯、大枣、胡萝卜、香菇、豆腐、鸡肉、鹅肉、兔肉、鹌鹑、牛肉、青鱼、鲢鱼等食物，因为这些食物均有补气养血的作用。

（3）药物养生：常服八珍汤、十全大补汤或人参养荣汤，亦可改汤剂为丸剂，长久服用。

（4）精神调养：气血虚的患者常精神不振、失眠、健忘、注意力不集中，故应振奋精神。当烦闷不安、情绪不佳时，可以听音乐，欣赏戏剧，使精神振奋。

（5）气功锻炼：肾为元气之根，故气虚宜做养肾功。①屈肘上举：端坐，两腿自然分开，双手屈肘时侧举，以两胁部感觉有所牵动为度，随即复原，连做10次。②抛空：端坐，左臂自然屈肘，置于腿上，右臂屈肘，手掌向上，做抛物动作3～5次，然后，右臂放于腿上，左手做抛空动作，与右手动作相同，每日可做 5 遍。③荡腿：端坐，两脚自然下垂，先慢慢左右转动身体 3 次，然后，两脚悬空，前后摆动 10 余次。本动作可以活动腰、膝，具有益肾强腰的功效。④摩腰：端坐，宽衣，将腰带松开，双手相搓，以略觉发热为度，再将双手置于腰间，上下搓摩腰部，直至腰部感觉发热为止，起到疏通经络、行气活血、温肾壮腰的作用。搓摩腰部，实际上是对命门、肾俞、气海俞、大肠俞等穴位的自我按摩，而这些穴位大多与肾脏有关。

194. 颤证患者如何调节情绪

答：（1）培养幽默感：幽默感有助于一个人适应社会。当一个人发现不协调的现象时，在客观地面对现实的同时又要使自己不陷于激动冲动的状态，最好的办法是以幽默的态度对待，这样可以起到减压的作用，使原来紧张焦虑的情绪变得比较轻松，使一个窘迫的场面在笑谈中消逝。幽默是人们的一种心理行为，学会幽默可以减少心理上的挫败感，求得内心的安宁。幽默还是一种自我保护方法，对心理治疗的施行特别有帮助。

（2）增加愉快生活的体验：每个人的生活都包含七情六欲的生活体验，可以多增加积极向上、愉快的生活体验，有助于克服不良情绪。

（3）适当发泄情绪：当情绪不安、焦虑时，不妨找好朋友说说，或找心理医生咨询，甚至可以一个人面对墙壁倾诉心中的郁闷，把想说的说出来，心情就会平静很多。

（4）行动转移法：克服不良情绪有多种方法，常用的是用新工作、新行动去转移不良情绪的干扰。

195. 颤证患者怎样调养肝脏

答：颤证久病易出现反复持久或过激的情志，或长期服用药物、饮酒，长期进食肥腻之物，过于劳累等，这些均会导致肝气郁结或肝火旺盛，引起肝脏问题。我们应从以下几个方面调养肝脏。

（1）科学饮食，忌暴饮暴食，勿过量食用高脂肪食物，过量食用易导致痰湿聚集、气机阻滞而出现肝郁。

（2）忌烟酒，酒精伤肝，严重时还会导致酒精肝，香烟含有毒物质，也容易伤肝。

（3）保持愉悦心情，这是最好的调理肝脏的方式。反复持久或过激的情志，都会直接影响肝的疏泄功能。肝喜调达，在志为怒，抑郁、暴怒最易伤肝，导致肝气郁结或肝火旺盛。

（4）加强身体锻炼，保护肝脏的运动锻炼的原则是动作舒展、流畅、缓慢，符合肝气生发、畅达的特点，可选太极拳、导引等。

196. 颤证患者怎样调养肾脏

答：因久病伤阴，或长期服用药物、饮食失调、劳累过度等，颤证患者最易出现肾阴亏虚。调养肾脏的措施包括以下几个方面。

（1）平时少食辛辣、海腥、过腻、过酸、煎炸食品，这些食物易化热伤阴。

（2）保持良好的作息习惯，劳逸结合，避免过度劳累，特别要注意避免房劳，充分休息。

（3）肾阴虚者，选用六味地黄丸、左归丸等治疗，也可选用枸杞子、楮实子、龟、鳖等食疗。

197. 颤证患者怎样保健肺脏

答：肺被称为人体的宰相，掌管生命的气机运行。颤证久病伤气，因病而伤感气郁，导致人体气机的运行失常，"肺主气"的功能失常；或久病长期服药，正气耗伤致外邪犯肺；更有久食肥甘厚腻之物致脾虚痰湿蕴肺，造成肺的功能失常。颤证患者要做好肺脏的保健，具体措施如下。

（1）悲伤会阻滞人体气机的运行，过悲则伤肺。因此，我们应该保持乐观的心态，避免不必要的悲伤情绪，否则有害于肺。

（2）适应季节变化，避免风、寒、痰、燥等外邪犯肺。

（3）少食肥甘厚腻之物，以免内邪自生伤肺。

198. 颤证患者怎样保健心脏

答：年老、久病气血亏虚、瘀血形成等，易导致"心主血脉"的功能异常，久病情志不遂还会导致"心主神志"的功能异常。颤证患者保健心脏应从以下两个方面着手。

（1）"心主血脉"的保健："心主血脉"的保健宜从多方面入手，但其基本出发点有两个，一是增强心脏功能，二是减轻心脏负担。①心脏饮食保健的基本要求是营养丰富，清淡多样，提倡高蛋白、低脂肪、高维生素、低盐饮食。②切忌暴饮暴食。③戒过食刺激物。凡刺激性食物和兴奋性药物，都会给心脏带来一定的负担，故应戒烟少酒，不宜饮大量浓茶、辣椒、胡椒等物要适量，咖啡因、苯丙胺等兴奋药物亦须慎用。④适量减肥，体重过重会加重心脏负担。青春期以后注意减少脂肪赘生，避免发胖，控制体重和减肥的方法多种多样，可因人而异进行选择。⑤卧具适当。一般而言，床头要比床尾适当高一些，枕头高低适度，对心脏血液回流有益处。心脏功能较弱者，休息时可采取半卧式，这样可减轻心脏的负担。⑥运动锻炼。经常锻炼可以增强冠状动脉的血流量，对心脏大有益处。一般认为，太极拳、导引、散步、中慢速度的跑步、体操、骑自行车、爬山、游泳等，都适宜心脏的保健，具体运动项目要因人而异，中老年人不宜参加过于激烈的竞技运动。此外，结合运动，还可做按摩。

（2）"心主神志"的保健："心主神志"的功能与"心主血脉"的功能是密切相关的，血脉是神志活动的物质基础，神志是血脉功能的综合反映。情志主化分属五脏，但总统于心，故"心主神志"之保健至关重要。①情志平和：情志平和，则气血宣畅，神明健旺，思考敏捷，对外界信息的反应灵敏。②环境适宜：良好的生活环境和工作环境对人的心理健康是非常重要的。生活在社会之中，首先要有良好的自我意识，承担与自己脑力或体力相适应的工作和学习。正确认识自己，正确对待他人和客观环境。人是社会的一员，每个人都不可能脱离社会而生活。古代思想家孟子曾说："且一人之身，而百工之所为备。"人与社会的联系不仅是物质的需求，也是精神的需要。因此，要热爱生活，同社会环境保持密切联系，建立融洽的人际关系，保持稳定的情绪。

199. 颤证患者怎样调养脾胃

答：脾为运化之初，胃为养生之本。如果脾胃失运，不能化生精气，则人体不能健康，胃痛、泄泻、便秘、腹痛、痞满等一系列病证会在颤证患者身上出现。因此,应当重视脾胃的调养。

(1)养成良好的生活方式。规律饮食,饮食有节,饮食均衡、清淡,少抽烟、饮酒。

(2)经常参加体育活动,沐浴阳光,起居有常,心情放松,身心统一,气机条畅,脾胃的运转才能正常。

(3)健脾胃重在"养"。脾胃是人体纳运食物及化生气血最重要的脏腑,对帕金森病患者来说,食疗亦不可缺少,但必须根据患者的体质和病情来选择饮食,即所谓"辨证施食"。若平素脾胃虚寒的患者,或寒证的胃痛、腹痛、泄泻等,应多食性味辛热的葱、姜、韭、蒜、胡椒等;若患者脾胃虚弱,宜食用大枣、山药、白扁豆、芡实、莲子肉等;若患者胃热素盛,宜食梨、藕、甘蔗、蜂蜜等甘寒生津之品;若患者气机阻滞,宜多食萝卜、佛手、金橘,或用橘皮做成的调料。

(4)中医学认为,脾胃是后天之本、气血生化之源。脾胃位居中焦,同主消化,胃主纳,脾主运。胃喜润恶燥,喜凉恶热;脾喜燥恶湿,喜热怕寒。胃气以通降为和,不降则腹胀、便秘,嗳气呃逆;脾气以上升为健,不升易头晕、泄泻,四肢困倦,内脏脱垂。因此,在养脾的同时还应重视调胃,灵活运用醒脾、健脾、护脾养脾、暖脾等治法,交替使用。

(5)调理脾胃要因人而异。脾胃功能正常者,适量饮冷不会影响脾胃功能,但不宜过量。健脾可选用莲子、白扁豆、薏苡仁、银耳、百合、糯米、山药、茯苓、炒粳米等药粥,以健脾益气,祛湿利水。按摩脐周和散步亦有调和脾胃的作用,两者作用原理相近,故可合称"护脾养脾"。暖脾是护脾的主要方法,但要切忌过食生冷。同时,睡眠时还应注意加强脘腹部保暖,炒菜时不妨加点生姜末，饮茶选红茶等，都不失为护脾的养生上策。调理脾胃应根据自身实际情况而定，胃热者以清降为主，脾胃虚寒者当温补，但无论药补还是食补，均以服后感觉舒适为宜。

200. 颤证患者怎样克服懒惰少动

答：随着肢体关节张力的增高、疼痛的发生，颤证患者会出现懒惰少动的情况，这对疾病的康复、生活质量的保证是有害的，故要克服懒惰少动。

（1）思想认识上要重视。患者要了解懒惰少动的危害，了解颤证的发生发展变化情况。家属要注意消除患者的沮丧、焦虑、恐慌等思想，多与患者交流，鼓励其树立信心，鼓励和帮助患者进行各项康复训练。

（2）从生活起居做起。养成合理的生活习惯，合理作息，提高睡眠质量，起卧动作宜缓慢；注意培养兴趣爱好，休闲时做一些喜欢的事，慢慢培养起良好的习惯，愿意去做事。

（3）勤锻炼。颤证是运动障碍性疾病，懒惰少动只会加重病情，因此必须坚持运动。一方面需要医务人员和家属的正确引导，另一方面根据病情制定合适的运动康复计划，循序渐进，这样患者抵触的情绪就会减少，懒惰的心理也会改善。锻炼康复要坚持，要合理，运动量要适中，进行姿势步态、面部动作、语言发音、呼吸、肢体运动的训练，注意观察患者运动后有无不适，可以针对患者运动的情况予以肯定和鼓励。

（4）重视疼痛问题。患者懒惰少动的一个重要原因就是疼痛，运动后也可能产生或者加重疼痛。因此，需要重视疼痛问题，家属可以协助患者拉伸肌肉，使疼痛的肌肉放松，必要时加用药物缓解疼痛。

201. 怎样预防颤证患者变痴呆

答：颤证患者易合并痴呆，给其生存和生活带来极大的危害。因此，要注意预防痴呆。

（1）进行适当的体育锻炼。随着病情的发展，颤证患者手脚不灵活的情况逐渐加重，故应该选择运动量不太大的活动来促进血液循环，如慢跑、太极拳、散步等；对于一些力所能及的事情，尽量自己动手完成。

（2）培养自己的爱好，多读书、看报，或者练习书法、乐器，对预防痴呆都是很有效的；积极参与各种活动，通过常用脑来改善记忆，推迟或减少痴呆的发生。

（3）保持良好的心态，常与人沟通，保持良好的人际关系；遇到不愉快的事情要冷静应对，积极想办法来消除不良情绪，避免总是唉声叹气；积极参加社区活动，这样可以避免脱离社会，加强交际。

（4）家属则要对患者好好照料，让他们养成良好的生活方式，避免吸烟喝酒，要多与患者谈心交流，多关心患者，使患者保持乐观豁达的心态，维持平和的心情看待周围的人、事、物，这样有助于患者机体的血液循环。

（5）配合中医药养生、针灸、循经推拿、食疗调补等，亦有助于预防痴呆。

202. 食药养生对颤证患者有用吗

答：食药养生是指通过食物或药物来调节人的机体状态，以促进健康、扶正祛邪、延缓衰老为目的的一种养生方法，在中华民族的繁衍生息中发挥了不可替代的作用。食药养生讲究五味调和，合理搭配。《素问·脏气法时论》有曰："五谷为养，五果为助，五畜为益，五菜为充，气味合而服之，以补精益气。"药食同源，许多食物即药物，它们之间并无绝对的界线，通过日常生活的摄取，对防病治病、保健养生相当有益处。食药养生还讲究因人施食物（药），根据个人体质、病证选择合适的食药，以顾护脾胃，达到调和气血、平衡阴阳的目的。

因年迈体虚、情志郁怒、饮食失宜、劳逸适当等原因，颤证患者易气血不足，肝风内动，筋脉失养。针对这些病因，结合颤证的病机变化，选择合适的食药进补，有益于颤证的康复。食药养生还可以很好地解决颤证伴发的机体其他功能障碍。例如，患者年老体弱，肝肾不足，当选用补益肝肾、填精益髓的药食，如黄精、枸杞、黑芝麻、桑葚等，使水木相涵，肝肾互补，脑髓充盈；颤证患者容易出现伤阴的情况，阴液不足可导致便秘，选用蜂蜜、百合、火麻仁、玉竹等药物生津润肠；颤证患者多年老体弱，脾胃亏虚，选用山药、大枣、山楂、麦芽等健运脾胃；对于痰热风动的患者，选用生地黄、金银花、茯苓等泡茶、煮粥，以配合养护；对于小便自遗者，可加益智仁等。

总之，食药养生是对颤证治疗的一种有益补充，但不能完全代替必要的治疗，选择食药养生，建议去专业的中医医疗机构，辨识体质，辨证施方，结合患者的具体情况选择合适的食材、药材及药膳配方。

203. 颤证患者食药养生有哪些禁忌

答：颤证患者进行食药养生时应遵循食药养生的一般禁忌，结合颤证患者体质、证候特点，还必须充分考虑病性，遵循"热者寒之，寒者热之，虚者补之，实者泻之"的基本原则，注意避免选择有禁忌的药材、食材。颤证患者应避免食用生冷之品，以防损伤脾胃，影响脾胃运化；腥膻、辛辣之品易耗血化热，也应避免食用，以免加重病情；慎食油腻之品，油腻煎炸之品可致痰湿为患或痰热动风；如患者素体脾胃虚弱，还应避免多食黏滑之品，如糯米等，此类药食会导致脾虚纳呆；寒证患者宜益气温中，散寒健脾。

在运用食药养生时，还应注意有无服药禁忌和食物本身的禁忌，避免使用不合适的药物、食物，并注意饮食清淡，但要富有营养。

204. 颤证患者怎样根据食物性味选择饮食

答：食物的性分为寒、热、温、凉四种。温与热、寒与凉属于不同的性质，温次于热，凉次于寒。还有一类食物，寒热性质都不太明显，作用比较缓和，则属于平性。通常来说，温热的食物多具有温经散寒、助阳、活血通络等功效，寒凉的食物多具有滋阴清热、泻火解毒、凉血的作用。大部分食物属于平性，多具有补益滋养的功效。在选择食物时，应当结合患者的体质、症状辨证施食。总的原则是平衡膳食，顾护脾胃，调和脏腑。

食物的味是指食物的具体味道，主要有酸、苦、甘、辛、咸五味。酸味食物有固涩收敛的作用，苦味食物可清热泻火、燥湿泻下，甘味食物能补益缓急、和中，辛味食物有发散、行气、活血的作用，咸味食物则可软坚散结、泻下通便。具体选用时应根据其作用进行选择，不可过偏某味，以防再生新证。颤证患者多风阳内动、痰热动风，还有阴虚风动、气血亏虚、阳气虚衰，当细细辨证，总体以清淡平和饮食为宜。

205. 颤证患者如何依据四季变化进行起居调养

答：人类按照时令、节气的阴阳变化规律，运用相应的养生手段，保证健康长寿的方法称为因时制宜。这是"天人相应，顺应自然"的中医观点的具体体现，颤证患者应根据四季的变化来进行起居调养。

春季，人体的阳气开始趋向于表，皮肤腠理逐渐舒展，肌表气血供应增多而肢体反觉困倦。颤证患者应当晚睡早起，晨起后尽量舒缓形体，在家中或庭院中信步慢行，可以在家属的帮助下尽量放松紧张的肢体，多沐浴阳光，放松心情，顺应春季升发之气，但需要注意，春季阳气始升，天气变化较大，容易乍寒乍暖，皮肤腠理疏松，抵御外邪的能力有所减弱，故颤证患者不可过早或者骤减冬装，以防外感之邪侵入，应根据气温变化增减衣服，使身体适应春天的气候变化。

夏季，人体阳气外发，伏阴在内，气血运行相应地旺盛起来，皮肤毛孔开泄，使汗液排出，通过出汗调节体温，适应暑热气候。夏季宜早起，顺应阳气的充盈与盛实；晚些入睡，顺应阴气的不足。适当运动，适应夏季的养长之气。注意不要过分贪凉，以免伤害体内的阳气。颤证患者容易多汗，故在运动时要防止大汗，以免气随津脱，伤阴伤阳。长夏时节，注意预防暑湿，注意保持心情舒畅。

秋季，阴气已升，万物成熟，自然界一派容态平定的气象。秋风劲急，肃杀将至，颤证患者应当早睡早起，同时宜安逸宁静，以缓和秋季肃杀之气的刑罚。秋季应当收养，保养体内的阴气。秋季气候寒热多变，稍有不慎，容易伤风感冒，故颤证患者要注意防寒保暖，适时增减衣物，避免受凉引发呼吸系统疾病。

冬季，草木凋零，冰冻虫伏，是自然界万物闭藏的季节，阳气也要潜藏在内。颤证患者宜早睡晚起，最好等待日出后再活动，注意防寒保暖，不可过劳。严冬气温下降，冷空气刺激呼吸道，使人体抵抗力下降，正虚邪犯，容易导致五脏功能失调，引起全身不适，因此在起居上要细致慎重，同时也要保持一定的活动量，维持阴阳气血平衡。

206. 颤证患者如何依据四季变化进行饮食调养

答：依据四季的变化，进行合理的饮食调养，可以对颤证患者的预后与康复起到重要帮助。

春季，春阳生发之季，喜条达疏泄，要防止肝木太过克伐脾土，影响脾胃的消化功能。酸味入肝，具有收敛之性，不利于阳气的生发和肝气疏泄，故春季饮食宜辛甘发散之品，不宜酸收之品。春季的饮食应遵循上述原则，又不可太过，否则易使腠理开泄过度，给病邪以方便之门。颤证患者易伤阴耗气，故选用辛甘发散食物，如姜、枣、葱、花生、香菜等，也要注意适量。春季气候由寒转暖，患者抵抗力不强，各种旧疾容易复发，应结合患者体质选用一些散寒祛风的食物，如选用芡实粥益精气、强智力，淮山粥补肺肾、固肠胃。

夏季，天气炎热，暑热当令，易致心火亢盛，一般情况下可选用寒凉、清心泻火、解暑之品，但颤证脾胃虚弱者切忌贪凉、过食生冷，以免影响脾胃功能。同时要注意补充水分，帮助散发体内热量。夏季暑热夹湿，更易伤脾胃，使其运化失司，升降失常，出现胸闷、纳呆、疲倦、大便溏烂等症状，故饮食宜清淡、少油腻、易消化，可适当选用具有酸味、辛辣香气的食物促开胃、助消化。夏季饮食不宜过饱，保证脾胃正常运化，还要注意饮食卫生，防止食物腐败、变质对身体带来影响。

秋季，肺金当令，天气少雨、干燥，易被燥邪伤津，这时候应少食辛辣之品，否则会出现咽痒、咳嗽等症状，从而引发肺系疾病进一步加重。颤证患者或阴虚火旺，或痰热上扰，或风阳内动，秋季更加容易出现咳嗽、大便干结、目赤肿痛、口舌生疮、烦躁不安等症状。因此，颤证患者秋季饮食要特别细致，总以养阴润燥润肺为法。具体来说，要多饮开水、淡茶等，以养阴润燥，弥补阴津不足；多吃新鲜蔬果，补充津液，补充人体所需元素，防止燥气对机体带来的不利影响。

冬月，人体阴精秘藏，阳气不外泄，脾胃健旺，是营养物质蓄积的最佳时机。冬季的饮食调养应遵循"养阴""无扰乎阳"的原则，既不燥热，又不生冷，宜滋阴潜阳，选择热量较高的膳食。颤证患者若素体阴亏，则宜食用养阴滋液之品，使阴阳平和。苦味之品有助于养心气、固肾气，可以适当选用相应食材。

207. 颤证患者如何依据节气进行调养

答：节气交换之际，气温变化大，病情变化快，故节气前后要注意养生，注意自我调护。节气中有"四立"，即立春、立夏、立秋、立冬。立春季节，颤证患者应顺应春天阳气的升发，恶抑郁而喜调达，心情舒畅，乐观向上，保持良好的心态；饮食上要以"升补"为主，适当选择柔肝、养肝、理气之品；多参加室外活动，加强锻炼，克服倦懒思想；注意预防感冒，保持室内空气流通。立夏之际，要注意安闲自乐，避免暑湿之气困扰脾胃，饮食宜清淡、少油腻，同时注意避免过汗伤阴。立秋之际，很多地方仍处于炎热之中，颤证患者要顺应秋天阳气收敛、收藏之意，早起早卧，及时增减衣物，注意预防感冒；注意情志养生，安神宁志，心情舒畅；注意顾护阴液，防秋燥所伤，宜选用滋阴润肺之品食用。立冬意味着冬季的来临，外物趋向休止，人体的阳气也随自然界的转化而潜藏在内，颤证患者要早睡晚起，保证充足的睡眠，注意保持精神情绪的安宁，并结合个人体质适当进补，补益肝肾；常外出晒太阳，壮阳气，温通经脉；睡前用温水泡脚，御寒保暖，解烦除劳，促进睡眠。

"二至""二分"调养。除了"四立"，节气中最为重要的就是"二至""二分"。夏至是阳气最旺的时候，颤证患者要注意保养阳气，起居顺应自然界阳盛阴衰的变化，晚睡早起，注意避开炎热之势；注意适当锻炼，如散步、慢跑、太极拳等；注意避免汗出当风，不可贪凉、过食生冷，以免损伤脾胃。冬至与夏至相反，在一年之中白天最短，黑夜最长。颤证患者应做到起居有常，不妄劳作，保养肾气，养其肾精；注意适当运动，增强肢体活动能力；注意保持心态平和，生活知足；勤于用脑，保持头脑灵活；注意身心保健；饮食上进食补虚御寒药膳等。另外，可以通过"冬病夏治""夏病冬治"的方法，在夏至或冬至前后进行治疗，对于颤证的康复大有益处，对于防止颤证合并的并发症，尤其是肺系疾病有很好的效果。春分与秋分时节重在情志调养，饮食上注意平衡膳食，忌偏热、偏寒的饮食，注意滋阴潜阳，以达到阴阳互补的目的。

208. 颤证患者可以进补吗

答：进补是对人体所需要的营养成分进行补充的一种方法，即通过进食来补益身体。平补，指用甘平和缓的补益方药治疗体虚久病、病势发展较慢者，是一种缓补法；清补，专指夏天的补养，选用具有驱暑生津功效的饮食，以补充人体的消耗，是针对虚证而设立的补法之一；温补则是以辛热性味的药食温补人体阳气的一种方法。

进补不是随意进行的，它需要根据季节、体质、疾病来选择是否进补，需要何种进补。颤证患者的病性有虚有实，实证多因风阳内动、痰热动风、瘀血夹风等，一般来说，实证患者不宜进补；虚证多因髓海不足、气血亏虚等，虚证患者可以辨证进补。

颤证患者若劳倦过度，饮食不节，忧思伤脾，导致脾胃功能失调，脾胃虚寒，或年迈肾亏，肾气不足，肾虚髓减，这一类患者宜温补，即温补脾胃、温补肾阳肾气。通过温补，可以驱散寒邪，恢复气机，补益命门，有助于疾病的调治。常用的温补食物有糯米、羊肉、牛肉、海参、虾、桂圆肉、大枣、韭菜、山楂、小茴香、大蒜等。

平补是一种缓补法，有并补、双补之意，适用于气与血或阴与阳俱虚且程度相当或相近的病证，即同时用补气、补血药物治疗气血两虚证，用补阴、补阳药物治疗阴阳两虚证，如气血并补、平补阴阳等。颤证患者属于气血亏虚、阴阳两虚者可以选择平补法进行调理。常用的平补食物有大豆、黑豆、玉米、猪肉、鸡蛋、蜂蜜、白果、苹果、葡萄、花生、莲子、山药、土豆、蘑菇、香菇、胡萝卜等。

清补是专指夏天的补养，具有季节性。在夏季，酸性食物如肉、奶等摄入过多，人的性情会比其他季节急躁和不安，故多食用一些清淡的蔬菜和水果，其碱性可以调节人的脾气和情绪。苦味食品中所含有的生物碱具有消暑清热、促进血液循环、舒张血管等作用，如苦瓜、苦笋、苦菜、茶叶等，均可酌情选用，鸭、西洋参等也是清补的好食品。

209. 颤证患者有哪些通畅二便的保健法

答：颤证患者应格外注意保持二便通畅，可以从以下 4 个方面进行保健。

（1）合理的生活作息习惯。养成每天定时排便的习惯，要持之以恒；适量运动，消除紧张因素；注意小便排泄有时，排尿虽不同大便可定时，但强调及时，不可强忍不解或有尿则泄，排尿注意顺自然之力而出，切忌强力努气促其速下。

（2）调整饮食结构。注意饮食清淡，少食油腻，以五谷杂粮为主，蔬菜、水果为辅，肉类、蛋类补充，多吃富含纤维素的食物，多喝流质，多饮水，少食辛辣火热之品。

（3）手法按摩与户外运动。手法按摩可以帮助患者减轻便秘及小便不通的情况，即掌心放在肚脐或下腹，双手叠加，按顺时针方向，由里向外做环形按摩，必要时可用湿毛巾热敷下腹；积极参加户外运动，如太极拳、五禽戏、八段锦等；注意采用呼吸吐纳法，通调肺气，肺气宣则水道调。

（4）配合药物及食疗养生。对于严重便秘的患者，可以适当使用开塞露软化大便，刺激直肠蠕动排便；辨证选用中药，可选用润肠通便、缓泻之品，必要时可番泻叶泡水代茶饮。对于小便不通者，应分辨虚实，辨证用药；对于小便不得出、小便点滴不爽者，注意健运脾胃、补益肾阳。

210. 怎样为便秘的颤证患者进行饮食调养

答：便秘的颤证患者应注意饮食调养，润肠通便，顺气导滞，同时兼顾益气养血，尽量食用富含粗纤维的蔬菜、水果，辨证地进行食疗调养。

（1）燥热内结者，应清热润肠，可选用芹菜粥调养。配方：新鲜芹菜60g，粳米100g，共煮粥，每日早晚两次。

（2）气机郁滞者，应顺气导滞，可选用紫苏麻仁粥调养。配方：紫苏子10g，火麻仁15g，粳米100g，紫苏子、火麻仁捣烂取汁同煮粥，每日3次。

（3）血虚肠燥者，当养血润燥，可选用松仁粥调养。配方：松仁15g，粳米30g，先粳米煮粥，后将松仁和水研末作膏入粥，煮沸，空腹每日3次。

（4）气虚不运者，应益气润肠，可选用黄芪人参粥。配方：炙黄芪60g，人参5g，大米100g，先将人参、黄芪切片浸泡后煎成浓汁，煎煮两次，再将煎液同大米煮粥，稍加白糖，每日两次。

（5）阴寒凝滞者，应温通开秘，可选用黑芝麻粥。配方：黑芝麻30g，粳米100g，黑芝麻炒熟研碎同煮粥，每日两次。

211. 尿失禁或排尿不畅的颤证患者有哪些食疗法

答：尿失禁是由于膀胱括约肌损伤或神经功能障碍而丧失自控能力、使尿液不有主地流出。尿失禁的颤证患者可以尝试以下食疗方法：①新鲜鸡蛋两个，枸杞子 20g，大枣 4 枚，共放入砂锅内加水煎煮，蛋熟后去壳，放回鸡蛋再煮片刻，吃蛋喝汤，隔日 1 次，连服 3 次即获显效。本方适用于年老肾虚之尿失禁。②党参核桃仁汤：党参 18g，核桃仁 15g，加适量水浓煎，饮汤食核桃仁，益气固肾。本方对老年人肾虚致小便失禁有显著疗效。③黄芪桑螵蛸粥：黄芪 30g，桑螵蛸 15g，糯米 100g，先将黄芪、桑螵蛸分别择洗干净，黄芪切成片，桑螵蛸切碎，同放入纱布袋中，扎口，与淘洗干净的糯米同放入砂锅，加水适量，大火煮沸，改用小火煨煮 30 分钟，取出药袋，继续用小火煨煮至糯米酥烂即成，早晚两次分服。本方适用于肺脾气虚型老年性尿失禁。④党参苏叶汤：党参 20g，紫苏叶 10g，陈皮 7g，加水适量，煎煮后取汁，放少许白糖代茶饮，1 日服完。本方具有补肺缩尿、顺气开胸之功效，对肺气虚弱，咳嗽并伴有尿失禁的老年患者有较好疗效。⑤核桃羊腰粥：羊腰（羊肾）两只，核桃仁 30g，粳米 100g，先将羊腰洗净、剖开、去臊腺，切成薄片或小方丁，与择洗干净的核桃仁、粳米同入砂锅，加水适量，大火煮沸后，改用小火煨煮成稠粥即成，早餐 1 次顿服，或早晚两次分服。本方对肾气不固型老年性尿失禁尤为适宜。⑥桂圆枣仁芡实汤：桂圆肉 20g，酸枣仁 15g，芡实 12g，加水适量，煎煮后取汁，1 日服完。本方具有养血安神、益肾固精、缩尿的功效。

排尿不畅一般是指每次排尿量少，尿线变细或点滴而出，以至无尿，属于中医"癃闭"的范畴。实证多因湿热、气结、瘀血等影响气化运转，虚证多因中气、肾阳亏虚而气化不行。食疗调理举例如下：①苦瓜茶：苦瓜1个，绿茶适量，将苦瓜上端切开，挖开瓤，装入绿茶，把瓜挂于阴凉通风之处阴干，再取下洗净，连同绿茶切碎，混匀即成，每次取10g，放入杯中，以沸水冲泡焖半小时后代茶饮，每日两次。本方具有清热解暑、止渴除烦的作用，苦瓜性寒味苦，入心、脾、胃三经，苦瓜配茶叶旨在增强清暑利湿、清心除烦、生津止渴之力，适用于中暑发热、口渴烦热、小便不利等病证的治疗。②三豆饭：白扁豆100g，赤小豆100g，黑豆100g，粳米500g，调味品适量，先将白扁豆、赤小豆、黑豆洗净，加水适量后煮至将烂，然后加入洗净的粳米，调水适量，煮成饭即成，可作主餐食用。本方具有益气健脾、利水消肿的作用，白扁豆健脾化湿，赤小豆清热利水，黑豆活血利水，粳米健脾益气，适用于脾虚湿阻、便溏、水肿、小便不利等病证的治疗。喜甜食者加少量白糖调味，喜咸者加少许精盐调味。③猪小肚党参汤：党参15～20g，泽泻10g，猪小肚（即猪膀胱）1具，将原料洗净，共置深锅中，加水适量，煮至肉熟，去泽泻，调味食用。本方具有补气益肾、渗湿利水的作用，适用于老年人气虚之小便不畅。

212. 多汗的颤证患者有哪些食疗法

答：多汗的颤证患者应注意以下饮食事项：少食辛辣食物，辛辣食物易发散，内生火热，加重汗出；少食生冷、油腻之品；进食温度要适宜；睡前不食用热饮品；注意适当补充钙元素。对于汗出较多者，可适当选用以下收敛固涩药膳进行调补。

（1）浮小麦饮：浮小麦 15～30g，大枣 10g，将二者洗净，放入砂锅内，加水适量，煎汤饮，每日 2～3 次。本方具有固表止汗、益气养阴的功效。

（2）麻鸡敛汗汤：麻黄根 30g，牡蛎 30g，肉苁蓉 30g，母鸡 1 只（约 1000g），调味品适量，将鸡宰杀后去内脏洗净，与麻黄根共入锅炖，文火至鸡烂后，去骨及药渣，加入洗净后的肉苁蓉及牡蛎，再煮至熟，加调味品而成，每周 2～3 次，喝汤食肉。本方具有补气固表、敛阴止汗的功效。

213. 智力下降的颤证患者有哪些食疗法

答：部分颤证患者会伴随有健忘、智力下降，通过辨证，进行食疗调补，补充脑磷脂、卵磷脂以及可供大脑细胞利用的有利元素，可起到一定的改善作用。总体上应当注意 3 个方面：①多吃优质蛋白，如牛奶、海鱼等，以强化大脑功能。②多食新鲜蔬菜、水果等，如橘子、苹果等，以补充维生素与矿物质。③减少肥甘厚腻食物、刺激性食物的摄入。

通过临床辨证，可以分型选择食疗方来改善症状：①气血不足、心失所养者，应健脾益气，固本养心，安神益脑，选用莲子山药粥。配方：莲子 30g，山药 20g，糯米 100g，共煮粥食用。②精髓不足、心肾不交者，当以滋肾养阴、清心降火为法，可选用枸杞山药炖猪脑。配方：枸杞 10g，山药 30g，猪脑 1 具，食盐少许，上述各物加水炖 1 小时，加盐调味，喝汤吃肉。③痰瘀痹阻者，治宜化痰通络，养心安神，可予人参三七酸枣仁炖鸡。配方：人参 5g（或党参 15g），三七 10g，酸枣仁 30g，鸡 1 只，食盐少许，鸡宰杀后去内脏洗净，与上述各药共入锅炖，炖至鸡肉烂，喝汤吃肉。

214. 智力下降的颤证患者可以做哪些训练

答：（1）社会适应能力训练：尽可能让患者多了解外部信息，不要使其处于封闭的生活环境，鼓励患者与他人接触交流；对于家庭生活中的事情应当有目的地让患者参与，并给予指导和帮助。

（2）计算能力训练：虽然抽象的数字对于智力下降的颤证患者来说比较困难，但在生活中处处存在着数字概念和计算，只要我们留意，就可以有许多让患者锻炼的机会，以帮助患者训练计算方面的能力。

（3）逻辑联想、思维灵活性训练：为智力下降的颤证患者寻找一些有益于智力的玩具；教患者日常生活中经常需要使用的知识，如时间、日期等概念；经常让患者对一些图片、实物、单词做归纳和分类。

（4）理解和表达能力训练：给患者讲述一些事情，讲完后可以提一些问题让患者回答。

（5）拼图训练：通过反复尝试，将各种形状的碎片拼成一幅图画，培养患者丰富的想象力，改善其思维的灵活性。

215. 颤证患者怎样进行睡眠养生

答：颤证患者容易失眠，要采取适当的睡眠养生进行调摄，以改善失眠，促进机体功能恢复。按时作息，顺应四时，可以适当延长睡眠时间，使颤证患者恢复精力，要睡子午觉，调和阴阳气血。睡前不宜饱食，不宜饮浓茶烈酒，应保持心境平和，宜调身、调息、调神；睡前进行自我按摩，或由家属帮助按摩，松弛机体，加速气血运行；睡前用热水泡足，按摩涌泉穴，导火降浊；睡前适量饮水，保持津液充足。患者的居处应通风采光，屋内明亮、舒适、实用，温度、湿度适宜，有利于四季养生，有利于患者身心的放松，注意睡眠时不可当风而卧。患者的床铺、枕头硬度要适中，被褥轻柔、保暖、宽大，睡眠时宜选择侧卧位，有助于全身肌肉充分松弛。

216. 颤证患者适合中药足浴吗

答：颤证，病在筋脉，与肝、肾、脾等脏关系密切。颤证的形成多为气血阴精亏虚，不能濡养筋脉；或痰浊、瘀血壅阻经脉，气血运行不畅，筋脉失养；或热甚动风，扰动筋脉，而致肢体拘急颤动。足浴疗法，即泡脚，它在民间早已从一种简单的生活习俗发展成为人们进行保健或特殊治疗的独特方式。足浴中的热水浴能扩张血管，促进血液循环，增强新陈代谢，具有消炎、镇痛、止痒等作用；中药浴除了热水浴的功效之外，还因药物融入了浴水中，通过皮肤毛孔的吸收而作用于人体，故具有独特的治疗作用。人体共有 12 条正经，分别是足三阴、足三阳、手三阴、手三阳经，足三阴分别与肝、脾、肾有关，足三阳则与胆、膀胱、胃有关，通过足浴能带动气血运行，经过连接的经络，最终达到濡养筋脉的作用，故颤证患者适合中药足浴。

217. 怎样给不同的颤证患者合适的中药足浴

答：肝郁阳亢，化火生风，扰动筋脉者，选用镇肝息风的中药进行足浴；痰热内蕴，热急生风，筋脉失约者，选用清热化痰的中药进行足浴；气血亏虚者，选用益气养血的中药进行足浴；髓海不足，神机失养者，选用补肾填精益髓的中药进行足浴；阳气虚衰，失于温煦，筋脉不用者，选用补肾温阳通络的中药进行足浴。

218. 颤证患者肢体关节疼痛有哪些中药外治法

答：颤证患者肢体关节疼痛是因气血亏虚，筋脉关节失于濡养或痰浊、瘀血阻滞经络，气血痹阻不通。中医治疗上可以采用中医药辨证施治，中药外用；并可结合针灸治疗，以循径与患部穴位为主，亦可采用阿是穴，实证者用毫针泻法浅刺，无热象者多配合灸法，深刺留针，若疼痛剧烈可配合拔罐，虚证明显者可隔姜灸，或兼用温针等法。另外，也可辨证使用中药擦浴、中药烫熨、中药硬膏热敷贴、循经按穴等方法进行治疗。

219. 颤证患者肢体关节僵硬有哪些中医药疗法

答：颤证患者肢体关节僵硬是由于气血亏虚、肝肾不足导致肢体经脉失养所致，可以辨证服用中药，还可配合中医循经按穴、中医康复训练治疗、中药足浴等方法。

220. 颤证患者腿抽筋怎么办

答：中医学认为，颤证是由于筋脉失养或经络气血不通所致，治疗以补肝血、舒筋脉、温经祛寒为法。颤证患者腿抽筋可辨证使用中药内服及配合中药足浴，还可选择针灸、中药烫熨治疗、中医循经推拿等方法。

221. 颤证患者晚上乱喊乱叫怎么办

答：颤证患者因风阳内动、痰热动风、瘀血夹风、阴虚风动等可致阴阳失调、心神被扰、神机逆乱而出现晚上乱喊叫的情况，可辨证使用中药内服及针灸治疗，根据不同证型，或平肝潜阳、息风镇惊，或清热豁痰、安神镇静，或活血祛瘀、息风通络，或补益肝肾、滋阴息风，以调整阴阳，安定心神。

222. 如何给卧床不起的颤证患者进行穴位按摩

答：给卧床不起的颤证患者进行穴位按摩，应以补肝益肾、平肝息风、疏经通络、行气活血为原则。

（1）按、揉、拿、擦背部膀胱经大杼至大肠俞；揉压肝俞、胆俞、肾俞、大肠俞；拇指点揉督脉路线，重取风府、脊中、命门、腰阳关；掌推、肘揉、拿、擦下肢后侧，重压环跳、承扶、殷门、委中、承山等。

（2）推印堂，分眉弓，揉太阳，拿五经，点揉运动区、震颤区以及百会、头维、风池、脑户等；推、揉、拿、擦上肢屈肌面3～5遍，点缺盆、曲池、手三里、阳池、合谷等；活动肘关节、腕关节。

223. 水疗对颤证患者有效吗

答：水疗的功效有很多，主要包括恒温冷却、肌肉放松、脑细胞再生复活、血液氧气的增加、促进心脏功能、促进血液循环、皮肤漂白、清洁、清除体臭、去除皮质老化角质层等。原理是通过各种水疗设备的交替使用，水中的富氧被吸收，以及水疗对穴位的按摩，以达到治疗、保健的作用。对于颤证患者而言，水疗短时间冷刺激可提高肌肉的应激能力，增加肌力，减少疲劳，改善患者症状；温热作用可以解除肌肉痉挛，提高肌肉工作能力，减轻疲劳，同时在热作用下，血管扩张，血氧增加，代谢过速，有利于肌肉疲劳的消除。因此，水疗对颤证患者有一定的疗效。

224. 如何煎煮中药

答：煎药工具以瓦罐、砂锅为好，陶瓷器具或者铝制品也可，禁用铁器、铜器。煎药用水除处方有特定要求外，一般以水质纯净为原则，如自来水、井水、蒸馏水等。煎药火候有武火与文火之分，一般先用武火，沸腾后改用文火。此外，还需根据药物性味及煎煮所需时间的要求，酌定火候。煎药方法一般是先将药物浸泡20～30分钟，以利于其有效成分的煎出，对于某些特殊煎煮要求的药物，应采取先煎、后下、包煎、另炖或另煎、烊化、冲服等方法。

225. 怎样服用中药

答：（1）正确的服药时间：应根据病情遵医嘱来决定是餐前还是餐后服用。

（2）正确的服药温度：在治疗一般疾病时宜采用温服法，对有特殊治疗需要的情况应遵医嘱按特殊的服法服用。

（3）正确的服药剂量：中药汤剂是煎煮2～3次后的合并液，要按临床需要分次服药，一般来讲，每次以服用150mL为宜。

（4）正确的服药次数：一般汤剂1日分早晚两次服用，特殊药物可每天服 3 ～ 4 次。

226. 颤证患者怎样把生活起居与养生相结合

答：颤证患者应注意生活调摄，保持情绪稳定，心情舒畅，避免忧思、郁怒等不良精神刺激；饮食宜清淡而富有营养，忌暴饮暴食及嗜食肥甘厚味，戒烟酒等不良嗜好；注意加强肢体功能锻炼，适当参加体育活动，如太极拳、内养功等；做些力所能及的家务事；多跟亲友、同事、邻居沟通、交流；居住环境应整洁、安静、通风好、采光好、温湿度宜人。

227. 适合颤证患者的房事保健按摩功法有哪些

答：颤证患者可以进行以下几种简单易行的房事保健按摩功法：①温灸肾俞、命门等穴，每次 20 分钟。②按摩涌泉：用手掌分别搓左右涌泉穴各 100 次。③按摩肾府：取坐位，双手掌放于同侧腰部，从上向下往返按摩约两分钟，以深部微热为度。④摩擦双耳：晨起时，用指尖或罗纹面在耳郭等部位轻轻形成环形摩擦，力度适中，或点压揉捏，以局部微胀痛、有热感为度。⑤揉摩睾丸（仅适于已婚男子）：取坐位或仰卧位，将双手搓热，用右手握住两睾丸，使右侧睾丸位于手掌心，左侧睾丸位于拇、食、中指腹罗纹面上，然后轻轻揉动，先向右转 30 ～ 50 次，再向左转 30 ～ 50 次，以略有酸胀感而无痛为度，然后再用左手操作 1 遍。⑥培元固木法（仅用于女子）：取坐位或仰卧位，揉乳房，两手同时揉乳房，正反方向各 30 ～ 50 圈，再左右与上下各揉 30 ～ 50 次；抓乳房，两手交叉，用手指抓拿乳房，一抓一放为 1 次，连续做 30 ～ 50 次；捏乳头，两手指尖同时捏住乳头，以不痛为度，一捏一放为 1 次，连续做 30 ～ 50 次；拉乳头，两手同时将乳头向前拉长，然后松回，一拉一松为 1 次，可连续做 30 ～ 50 次。

228. 音乐养生适合颤证患者吗

答：音乐养生是指运用音乐来调节人们的精神生活，改善人们的精神状态，从而达到预防、治疗某些心理情志疾病目的的一种养生方法，是中医养生学的一个组成部分。《礼乐·乐记》中说："凡音之起，由人心生也；人心之动，物使之然也。"明代张景岳在《类经图翼》中解释说："乐者音之所由生也，其本在人心之感于物也。"这就是说，音乐首先感受于人心，而心在中医学中主宰着人的神与志，一曲活泼欢快的乐曲能振奋精神，激发情趣，一首优美雅静的乐曲能让人畅志抒怀，安定情绪，这就是所谓外因通过内因来调节心理上的不平衡状态，使气血平和、阴阳平衡。因此，音乐对于颤证患者具有康复情志、娱乐养生的意义，是适合颤证患者的。

229. 颤证患者可以练书法和绘画吗

答：颤证症状较轻的患者生活一般可以自理，但是有些症状较重的患者会失去自理能力。对于生活可以自理的患者而言，是可以练习书法和绘画的。《老老恒言》云："笔墨挥洒，最是乐事。"《瓯北医话》云："学书用于养心愈疾，君子乐也。"《临池管见》云："作书能养气，亦能助气。"生活可以自理的颤证患者可以将书法和绘画作为一种修身养性、养心调神之法，亦可将其作为一项调节生活的娱乐练习或一项功能训练，以保持肢体动作的灵活性，保持机体的平衡功能。书法和绘画还可以使人宁心静气，达到调畅呼吸、畅通气血、舒经活络之效，使周身筋骨肌肉得到锻炼，气血得以濡养肢体经脉，有利于肢体功能康复。

230. 颤证患者可以下棋吗

答：下棋可养身修性、健脑防衰，让人有精神寄托，使人身心愉快。颤证患者不宜进行激烈的体育活动，往往需要安心静养，以利于身体的恢复，而下棋只需一桌数凳，闲时开合，气平心静，谋定而动，性情从中得以陶冶。因此，颤证患者若生活尚可自理，可以下棋。

231. 颤证患者如何在日常生活中找到乐趣

答：颤证患者可以在日常生活中找到许多乐趣。平时注意加强肢体功能锻炼，找病友或朋友一起参加合适的体育活动，如太极拳、八段锦、内养功、散步等；与病友或朋友聊天，分享治疗、保健养生或运动等方面的心得；听自己喜欢的音乐、戏曲和广播节目，阅读自己感兴趣的书报，以及下棋、练习书法、绘画等；看电视、种花草，以及饲养小动物，如鸟类、狗等；还可以尽自己所能做些家务，如整理自己的书报、衣物等。

（二）西医调护

扫码听书

232. 帕金森病可以预防吗

答：帕金森病是可以预防的。帕金森病的病因众多，针对一些病因，可以采取相应的预防措施。帕金森病的病因包括遗传因素、环境因素、年龄老化、氧化应激、吸烟等。针对这些病因，可以进行包括 α - 突触核蛋白基因在内的相关基因的筛查，以便加强预防；平时注意尽量减少接触有毒的化学制剂，避免金属中毒，积极应对环境污染；积极治疗感染等炎症性疾病；戒烟，保持良好的心理状态，作息规律等。

233. 怎样正确认识帕金森病

答：虽然帕金森病无法逆转，但及早就医，进行合理的治疗，可以明显改善症状，并最大限度地延缓病情的进展。我们要做好准备，和它在未来十几年，甚至几十年进行一场漫长的马拉松战。正确地认识帕金森病，有助于从容应对疾病的各种挑战。

首先，要识别帕金森病早期非运动症状，如便秘、嗅觉减退、夜间噩梦伴有异常行为等，早期运动症状，如手抖、动作缓慢等。我们要提高警惕，一旦发现早期症状，应及时就医，掌握与之抗争的主动权。帕金森病相对漫长的病程决定了这是一场持久战，这就要求患者要用充裕的时间进行心理调整，储备力量与之抗争。患病之后，患者的生活不同于以往，动作没以前那么灵活，但情况或许没那么糟糕，除了按医嘱正确服药，还需要从衣食住行等各方面调整适应，比如多吃谷类和新鲜蔬菜、水果，多喝水，以防帕金森病可能带来的便秘，在床旁浴室安装扶手，铺设防滑地砖，尽量不穿拖鞋，合理家居布置，减少障碍等，缓解行动不便的困扰。随着躯体障碍的逐渐加重，约有近50%的患者会受抑郁、焦虑等精神方面的困扰，心理因素是一个不可忽视的重要内容，因此患者应尽量培养兴趣爱好，积极参加社会活动。

另外，持之以恒、循序渐进的运动锻炼是一种行之有效的改善平衡和肌肉力量的方法。

234. 帕金森病患者可以正常工作吗

答：帕金森病患者在社会功能未受较大影响的情况下是能够正常工作的，即便到了疾病的中期，在药物控制和相关治疗下，也能够从事一些力所能及的工作。

235. 帕金森病患者手脚不灵活能进行体育锻炼吗

答：由于帕金森病的特殊性，很多在常人眼中看似休闲的运动方式对帕金森病患者来说并不简单、轻松，反而会成为一种负担，如散步不轻松、游泳锻炼易抽筋、舞蹈锻炼不自在。虽然帕金森病患者手脚不灵活，但是在正确的指导下，帕金森病患者可以和家属、护理人员一起进行一些必要的体育锻炼。

236. 帕金森病患者需要进行康复训练吗

答：长期以来，帕金森病的治疗重药物和手术，康复干预没有受到足够的重视。实际上，康复干预对改善帕金森病患者的生活质量和延缓病情进展有着药物和手术不可替代的作用。早期系统化的康复训练可以预防和改善帕金森病患者的运动功能障碍，维持充分的活动范围和能力，使患者有一个较为满意的日常生活能力和生活质量，同时还可以预防一些远期并发症，如关节僵化等。患者如果能够自理做完一些事情，他们的心情就会变得很愉快，对患者的身心健康有非常大的益处。与药物和手术治疗不同，康复干预安全性高，没有任何不良反应或并发症，在帕金森病的任何时期都具有特殊作用，是非常健康的"绿色治疗"。因此，康复干预既独立于药物、手术治疗之外，具有辅助作用，又联系于药物、手术治疗之间，消除或减轻两者的并发症或不良反应。

帕金森病康复训练的目标分为长期目标和短期目标。

（1）长期目标：最大可能地完成日常生活活动。

（2）短期目标：①纠正步态、调节姿势：通过康复训练，使患者最大限度地保持直挺的姿势，避免出现或过早出现头部前倾、躯干俯屈的姿势。②保持关节活动范围：保持关节的活动范围不受限，防止出现指间关节伸直、手指内收、拇指对掌、"猿猴手"等。③学会辅助用具的使用：当自身无法完成某些活动和任务时，在神经科医生和康复医师的指导下，学会合理使用日常生活的辅助工具，其中大多数辅助用具目前都可购买到，少部分可以通过简单的手工改制完成，如患者可以将购买来的指甲剪固定在一块小木板上，当需要剪指甲时，可以放在桌面上，一只手相对固定操作。

237. 帕金森患者应该怎样进行康复训练

答：帕金森病患者应该针对自己的情况选择一些安全而有针对性的康复锻炼方法。按照疾病严重程度，帕金森病分为五级，如果疾病发展到三级，患者表现为双侧肢体症状，同时伴有平衡障碍，即患者双脚分开站立，检查者用双手向后轻拉患者的肩膀，患者会站立不稳，向后摔倒。三级为疾病进展期的分水岭，患者在运动时一定要注意防护，避免出现意外的摔倒。此外，诸如爬山、拳操等常规休闲健身项目也都不适合三级的帕金森病患者。帕金森病患者在进行锻炼时，尤其要利用好宝贵的"开启时间"，在完成一些力所能及的生活自理活动外，刻意地去做一些经筋、脊柱、肢体的康复锻炼，令腰、膝、肩、肘、腕等平时僵硬的生理部位得以放松。对于患者无法独立完成的动作，可以请家属和护理人员帮助其完成。家属和护理人员也要加强自身的健康锻炼，时刻以精神饱满的状态激励和帮助患者。

238. 帕金森病患者可以做哪些物理疗法

答：帕金森病患者可以做脑深部电刺激术，就是在脑部安装起搏机。脑部起搏机具备经颅磁刺激和经颅电刺激两大功能，经颅磁刺激将大剂量的磁直接作用于人体头颅。因为需要在脑内部植入东西，故风险很大，费用高昂。除了脑深部电刺激术，还有一些运动疗法。

（1）语言障碍的训练：患者常因语言障碍而变得越来越不愿意讲话，讲话越少，语言功能退化越严重，因此患者必须经常进行语言功能训练。保持舌运动的锻炼，坚持练习舌头重复地伸出和缩回、左右移动；对于唇和上下颌的锻炼及朗读锻炼也不要忽视；还可以唱歌，唱歌锻炼肺活量，有利于改善说话底气不足的感觉，还能预防肺炎的发生。

（2）放松和呼吸锻炼：时常进行深而缓慢的呼吸，腹部在吸气时鼓起，呼气时放松，并想象放松全身肌肉，如此反复练习5～15分钟。相对于其他物理疗法，该方法简单易行，在日常生活中最容易经常进行。

（3）面部动作锻炼：帕金森病患者的特殊面容为"面具脸"，是由于面部肌肉僵硬，导致面部表情呆板，因此做一些面部动作的锻炼是必要的，如微笑、大笑、露齿而笑、噘嘴、皱眉、鼓腮、吹哨等。

（4）头颈部的锻炼：①头向后仰，双眼注视天花板约5秒钟，上下运动，然后头向下，下颏尽量触及胸部。②面部反复缓慢地向左右肩部侧转，并试着用下颌触及肩部。③左右转动：头面部向右转并向右后看大约5秒钟，然后同样的动作向左转。④左右摆动：头部缓慢地向左右肩部侧靠，尽量用耳朵触及肩部。⑤前后运动：下颌前伸保持5秒钟，然后内收5秒钟。

（5）躯干的锻炼：①侧弯运动：双脚分开与肩同宽，双膝微曲，右上肢向上伸直，掌心向内，躯干向左侧弯，来回数次，然后左侧重复。②转体运动：双脚分开，略宽于肩，双上肢屈肘平端于胸前，向右后转体两次，动作要富有弹性，然后反方向重复。③桥式双桥运动：患者仰卧，双腿屈曲，然后伸髋、抬臀，并保持。④后飞燕动作：患者俯卧，双臂放于身体两侧，双腿伸直，然后将头、上肢和下肢用力向上抬起，不要使肘关节、膝关节屈曲，要始终保持伸直，如飞燕状，反复锻炼20～40次。

（6）上肢及肩部的锻炼：两肩尽量向耳朵方向耸起，然后尽量使两肩下垂；伸直手臂，高举过头并向后保持10秒钟；双手向下在背后扣住，往后拉5秒钟，反复多次；手臂置于头顶上，肘关节弯曲，用双手分别抓住对侧的肘部，身体轮换向两侧弯曲。

（7）手部的锻炼：帕金森病患者的手部关节容易受肌肉僵直的影响，针对这种情况，患者应该经常伸直掌指关节，展平手掌，可以用一只手抓住另一只手的手指向手背方向压，防止掌指关节畸形；还可以反复练习手指分开和合并的动作；为防止手指关节的畸形，可反复练习握拳和伸指的动作。

（8）下肢的锻炼：双腿稍分开站立，双膝微屈，向下弯腰，双手尽量触地；左手扶墙，右手抓住右脚向后拉维持数秒钟，然后换对侧下肢重复。

（9）步态的锻炼：大多数帕金森病患者都有步态障碍。步态锻炼时要求患者双眼直视前方，身体直立，起步时足尖要尽量抬高，先足跟着地再足尖着地，跨步要尽量慢而大，两上肢尽量在行走时做前后摆动。锻炼时最好有其他人在场或播放节奏感较强的音乐配合运动，可以随时提醒和改正患者异常的姿势。

（10）平衡的锻炼：帕金森病患者表现出姿势反射的障碍，通过平衡锻炼能改善症状。双足分开 25 ～ 30cm，向左右、前后移动重心，并保持平衡，躯干和骨盆左右旋转，并使上肢随之进行大幅度摆动，对平衡姿势、缓解肌张力有良好的作用。

一般帕金森病患者的年龄会稍微偏大，所以进行物理治疗的时候要尽量有家属陪伴在侧。虽然帕金森病的物理治疗相对于药物治疗经济压力要小，又容易施行，但却需要患者有坚强的意志，锻炼要持之以恒。

239. 如何通过训练改善帕金森病患者的步态异常

答：每天有计划地进行运动练习，如原地站立，高抬腿踏步，站立位、坐位做左右交替踝背屈，向前、向后跨步移动重心等；行走时的步幅及宽度可通过地板上加设标记来控制，如行走线路标记、转移线路标记或足印标记等；如有小碎步，可穿鞋底摩擦力大的鞋，如橡胶底，使走步不易滑溜；如有前冲步态，避免穿有跟或斜跟的鞋，平跟鞋可减慢前冲步态；手杖可帮助患者限制前冲步态及维持平衡。

240. 如何提高帕金森病患者的日常生活能力

答：影响帕金森病患者日常生活能力的因素主要包括运动障碍和心理障碍，通过药物控制、康复训练以及必要的手术治疗均能够改善运动障碍，心理障碍的治疗也能够改善日常生活能力。

241. 如何通过训练改善帕金森病患者的言语改变

答：帕金森病患者多有声音嘶哑、发音困难、说话不清等情况，需要通过一定的训练来改善。进行适当的发音练习，能提高音调、音量及说话的清晰度。寻找僻静处，心情放松，闭目站立，发音尽量拉长，音量尽量放大，反复练习，放声朗读报刊、小说等或多与别人交流，通过长期有效的交流谈话来保持言语功能。

242. 帕金森病患者的"面具脸"可以做面肌训练吗

答：帕金森患者的面容是"面具脸"，这主要是由于面部肌肉僵硬导致面部表情呆板，故面部功能的训练是相当必要的。面部功能训练主要有皱眉锻炼、鼓腮锻炼、露齿和吹哨动作，还有对着镜子进行微笑、大笑、噘嘴等动作。

243. 如何改善帕金森病患者的吞咽困难

答：帕金森病患者若出现以下情况需高度警惕存在吞咽障碍：①口腔容纳功能减退，每次进食量减少。②用餐时间延长，吃东西费力。③进食或饮水的当时或过后咳嗽。④吞咽后音色改变，经常在进食后清嗓子。⑤感到食物黏附在咽部。⑥不明原因的长期低热或经常患肺炎。

患者出现吞咽困难可进行如下训练。

（1）口腔肌群操：①张口导引法：张口至最大，坚持3秒，做10次，坚持5组。②咬牙导引法：嘴唇闭拢，咬牙龈30次，坚持5组。③缩唇呼吸操：口唇做吹笛状，快速吸气2秒，缓慢呼气5～6秒。

（2）舌运动：①伸舌向前、后、左、右、上、下各方向做主动运动，尽量将舌头伸长，分别舔唇的上、下、左、右。②在压舌板上放些花生酱或果酱，让患者用舌尖去舔。③舌尖抵在硬腭上，停5秒，用力做"啪嗒"动作。

（3）发音训练：发音与咽下有关，利用单音、单字进行训练，通过张口、闭口动作，使声门开闭，促进口唇、肌肉运动，改善声门的闭锁功能。①让患者深吸气，呼气时深缓地发出"啊、衣、乌"的声音，轮流发音10次。②重复说"爸、打、家、啦"10次。

（4）咽部冷刺激和空吞咽训练：患者取端坐位，身体前倾，必要时给予小桌椅支撑身体。①使用棉棒蘸冰水，轻轻刺激软腭、舌根和咽后壁，然后做空吞咽动作，反复练习，练习次数可灵活掌握。②把一滴冰水（0.5mL）放在患者舌面，指导患者做咀嚼动作，然后吞口水。

（5）摄食训练：①体位：患者一般取直立坐位，头在正中位，保持上身与所坐平面45°～60°，颈部和头部向前微倾，不可躺卧进食，进食结束后至少保持坐位0.5～1小时。②食具和食物形态选择：选用浅、小的勺子，食物的形态根据吞咽障碍的程度及阶段依次进食糊餐→稠粥→软饭→碎餐→正餐，选择容易吞咽的食物，有适当的黏性，不在黏膜上残留。③进食量：每次先从 3 ～ 5mL 开始，循序渐进，根据患者进食、咀嚼、吞咽的速度调整进食速度，必须吞完一口才可继续摄食，防止呛咳、误咽，之后进食量酌情增加到每汤匙 10 ～ 15mL，摄食训练每日两次，每次 0.5 ～ 1 小时。

244. 帕金森病患者怎样进行音乐运动疗法

答：音乐运动疗法是一种在运动治疗的同时通过聆听音乐使患者的行为、感情及生理活动产生一定变化的治疗技术，它综合应用了音乐疗法与运动疗法两种治疗手段，具有良好的心理及生理调节作用。患者进行合唱、练声的同时进行节奏性身体活动。患者边听音乐边运动，还可以合唱、练声，进行节奏性身体活动，如简单的跳舞。音乐运动疗法能够舒缓患者的情绪，改善患者关节活动及平衡能力，还能提高其认知能力及生活质量。

245. 帕金森病患者可以跳舞吗

答：跳舞不仅是一种娱乐方式，而且也是一种健身的方法。在舞蹈活动中，音乐有助于帮助大脑更好地控制平衡及增强身体运动能力，舞伴的移动能有效帮助患者缓解帕金森病的症状。研究发现，帕金森患者一般都被建议进健身房锻炼或参加游泳、跑步等活动，但他们更愿意接受跳舞这种锻炼方式。其中最为著名的是美国的一项研究，即让帕金森病患者参加一个舞蹈课程，每周跳两次探戈舞，每次跳舞时间长达 1 个小时，在患者参加完 1 年的训练后，相比进行传统锻炼方式的人，其身体平衡能力及机体运动能力都得到明显改变。

跳舞是帕金森病的保健方式之一，它可以很好地锻炼肢体柔韧性、灵活性和平衡能力，因此人们在患这种疾病时，不要惊慌失措，可以选择一种比较基本的舞蹈来进行锻炼和愉悦自己的心情。

246. 帕金森病患者怎样进行自我心理调节

答：研究发现，40%～55%的帕金森病患者会出现抑郁、焦虑等情绪障碍，表现为易疲劳、能动性降低、悲观情绪、兴趣减退、食欲减退、睡眠障碍、精神运动性抑制、自我评价降低、罪恶感、注意力降低、做出决定困难、情绪不稳、自杀意念等。

抑郁、焦虑可出现在帕金森病的任何阶段，但有两个高峰，第一个高峰在疾病的初期，始于患者得知其所患疾病性质之后不久，第二个高峰出现在疾病的晚期，因患者对残疾状态带来的功能受限与不适的心理反应而发生。家庭的理解、支持、关心和体谅是患者康复的重要因素，除此之外，患者自我心理调节也很重要，具体方法如下。

（1）首先应对疾病有一个明确的认识，树立战胜疾病的信心。

（2）积极承担一些力所能及的工作和家务，体验工作和生活的乐趣。

（3）培养多方面的兴趣，如看书、读报、听广播、绘画、养花草等。

（4）多参加社交活动，分散对疾病的注意力，当症状较重时，可在心理治疗的同时结合药物治疗。

247. 帕金森病患者的生活和工作环境需要特别设计吗

答：在患者运动功能未严重受损的情况下，生活和工作环境是不需要特别设计的。帕金森病按照疾病严重程度分为五级，如果疾病发展到三级，运动功能会受到严重影响，患者表现为双侧肢体症状同时伴有平衡障碍。三级为疾病进展期的分水岭，患者在运动时一定要注意防护，避免出现意外的摔倒，此时，生活和工作环境需要特别设计。例如，病情进展时，患者走路需持拐杖助行；若患者下蹲及起立困难，可置高凳坐位排便；患者无法进食时，需有人喂汤饭；患者穿衣服、系纽扣、系腰带、系鞋带有困难时，均需给予帮助。

248. 帕金森病患者的康复护理包括哪些方面

答：帕金森病患者的康复护理包括生活基础护理和康复专业护理。生活基础护理是对患者的起居生活进行护理指导、帮助，包括翻身、叩背、喂饭、导尿、促排便、防止压疮和肺炎发生、皮肤保护等内容。康复专业护理包括患者日常活动能力训练、肢体功能锻炼、吞咽训练、使用辅助器械训练等方面。

249. 怎样为帕金森病患者进行心理护理

答：帕金森病患者的治疗与康复离不开心理护理，不论是家属还是医务工作者均应细心观察患者的心理反应，关心患者的心理健康，悉心呵护、鼓励患者。护理人员和家属要共同配合，做好知识宣传，让患者了解病情，主动配合治疗和护理。随着病情的进展，劳动能力与生活能力下降，患者逐渐变得情绪低落，兴趣下降，出现焦虑、抑郁等情绪，对工作、学习、家庭生活等丧失信心，因此在护理上需要帮助患者调节低落的情绪。对帕金森病患者进行心理护理，应该做到以下几个方面。①营造祥和的家庭氛围，减轻患者的压力，用温馨和睦的家庭环境为患者战胜疾病树立信心。②尊重患者的人格和生活习惯，让其觉得自己受到尊重。③随着病情的加重，患者可能会变得表情呆滞、淡漠，呈"面具脸"，沟通能力下降，会不断产生悲观、恐惧甚至绝望的心理，家属在照顾好患者日常起居的同时还应多抽时间陪伴患者，让其减少孤独感，使其放松，减轻压力。④培养患者的兴趣、爱好，用简单可行的活动及训练帮助患者转移不良情绪，尽可能地帮助患者扮演他们所希望的社会角色，实现其自我价值。

250. 怎样为帕金森病患者进行皮肤护理

答：帕金森病患者的皮肤保存水分的能力减弱，容易干燥脱屑，其中部分患者因为自主神经功能的障碍会引起脂溢性皮炎、多汗等，故帕金森病患者的皮肤护理非常重要。注意对皮肤的保护，避免各种不良刺激对皮肤的损伤，注意保持皮肤清洁，特别是皱褶部位，如腋下、肛门等；以合适的温度沐浴，清除污垢，保持毛孔通畅，避免碱性肥皂刺激，沐浴的毛巾应柔软，轻轻擦洗，以防损伤角质层；出汗较多时，应及时擦干，更换衣物，防止皮肤浸渍；对于行动差、长期卧床的患者，可以使用气垫床或按摩床，还应注意勤翻身，避免压疮等并发症。

251. 怎样为手术前的帕金森病患者进行心理护理

答：帕金森病患者手术前有 4 种心理状态，一是焦急心理，渴望尽早解除痛苦，易发脾气；二是疑惑心理，对微电极介入治疗存有疑虑；三是轻生心理；四是求生心理，对治疗前景和今后生活抱有希望。这些原因导致患者心理问题多而复杂，故应根据心理特点进行心理护理。

针对患者性格特点、文化程度及存在的心理问题，有区别地与患者交谈。首先，应尽力营造一种关怀、温暖、真诚的气氛，与患者建立良好的医患关系。其次，给予患者积极关注，耐心倾听患者心声，理解患者疾苦，协助他们表达自己的思想感受，了解问题所在，然后有目的地与患者交谈。再次，对患者进行术前指导，协助他们更好地认识疾病，针对性地运用言语和图片，讲解手术的必要性、手术原理、过程、方法、术中配合要点及疗效等，以手术成功的案例教育患者，使其增强对手术的信心，掌握手术各阶段的自我护理要点，主动参与，配合手术，避免过分担心，恐惧手术。由于患者对手术室陌生环境存在恐惧心理，所以还要介绍手术室的环境，进入手术室后的基本程序等。除了患者的心理护理外，还要做好家属的健康宣教工作，使患者在心理上能充分得到家庭的鼓励。

252. 怎样为手术后的帕金森病患者进行心理护理

答：由于帕金森病的特点，患者手术后只能解除僵直和颤抖引起的运动障碍，而不能解决由于关节变形和肌肉萎缩等引起的运动障碍。由于时期、年龄、症状的不同，故手术效果有一定的差别。术后，叮嘱患者安静卧床休息，告知其术后注意事项，并向患者讲解术后效果，与术前进行比较，而不与其他患者横向比较；鼓励和指导患者进行功能锻炼，预防肺栓塞及下肢深静脉血栓形成，同时让患者明确手术只是改善症状，而真正的功能恢复还要靠术后循序渐进的锻炼；告知老年患者将易遗忘的事情做好记录，经常使用的物品放置在随手可取处，并相对固定；老年患者行动缓慢，自尊心强，进行操作时，需与其密切配合，安慰和鼓励患者；指导患者家属参与护理工作，共同为患者营造一个易于康复的环境，减轻患者的心理压力。

253. 脑起搏器有哪些型号，费用如何

答：目前，脑起搏器主要有国产清华品驰、进口美敦力两种。国产清华品驰单侧约6万，双侧为12万～16万，另加手术费用2万～3万；进口脑起搏器双侧费用为20万～26万。

254. 帕金森病患者在脑深部电刺激术后应该注意什么

答：脑深部电刺激术（DBS）后植入异物，容易发生感染和伤口愈合不佳，应注意切口敷料有无渗血、渗液，避免伤口局部受压。术后数周内避免患者颈部及身体大幅度扭转，以免引起电极移位及皮下血肿形成。1个月后，在医生指导下开关脑起搏器刺激系统，症状发作时开启，症状消失后关闭。应用中，医生要密切观察患者各症状发作及间歇的时间，据此调节参数。

继续服用抗帕金森病药物，避免从事重体力劳动。避免电视、冰箱、安全检查系统对脑深部电刺激器及电极的干扰。进行其他诊疗时要告知医务人员体内有刺激器。患者每年需到医院1～3次，进行相应的检测和程控。电池一般寿命为5～7年，电池耗尽后，需在局麻下进行更换，电极及刺激器不需更换。

计算机、电话不会影响脑深部电刺激系统，但磁场及过强的

电场会影响刺激器，如机场、商场防盗门可能会引起患者不适，患者应使用识别卡或从防盗门中央通过。另外，用于开关脑深部电刺激系统的控制磁铁会影响磁带、计算机磁盘、信用卡等内存信息，患者应将控制磁铁远离此类物品 15cm 以上。DBS 术后，患者在进行其他治疗或检查前，如 MRI、超声波、乳房 X 线摄片、电凝、心脏除颤等，应告知医生。患者不能做透热治疗，防止因过热引起神经刺激器爆炸。患者出院后定期回医院监测脑深部电刺激器的功能，一旦症状难以控制，立即复诊，勿自行调节参数。

255. 帕金森病患者脑深部电刺激术后如何服药

答：脑深部电刺激器打开后，常规用多巴丝肼片（美多芭）125mg 口服，1 天 3 次。按时、按量服药，不可自行停药、改换药物。服用多巴丝肼片（美多芭）期间，患者中、晚餐进食高营养、高维生素食物，晚餐适量进食高蛋白食物，宜在餐后 30 分钟服药，以免食物蛋白质中的中性氨基酸与多巴胺竞争而影响疗效。根据症状变化，及时就医，及时调整药物剂量。

256. 帕金森病患者流涎如何处理

答：帕金森病患者流涎是因为其吞咽反射困难，自动吞咽动作减少，唾液从口腔中溢出。患者应有意识地将唾液吞咽下去，减少流涎。对于 70 岁以下无痴呆的患者，必要时还可以应用抗胆碱能药物抑制唾液的分泌。

257. 多汗的帕金森病患者如何护理

答：帕金森病患者自主神经功能障碍，在紧张或温度轻微升高的情况下，就会出汗增多，出汗也是部分抗帕金森病药物的不良反应之一。护理上，注意根据季节、天气的变换增减衣服，预防感冒，宜选择宽松的纯棉衣物；出汗较多时，应及时擦干，更换衣物，防止皮肤浸渍，特别是皱褶部位，如腋下、肛门等。

258. 帕金森病患者便秘如何处理

答：帕金森病患者便秘时，应改变不良生活习惯，作息规律，养成每天定时大便的习惯，每天大便可避免粪便在直肠内停留的时间过长，也就避免粪便在直肠内脱水变硬；适量运动，以缓解精神紧张因素；改变饮食结构，合理膳食，多摄入水和纤维素，多喝流质，可以加上果汁、牛奶、蜂蜜等饮品。采用手法按摩的方法减轻便秘，嘱咐患者用一手抓住另一只手的手背，将掌心放在肚脐上，然后顺时针方向由里向外做环形按摩，每日3～5次。必要时可予开塞露软化大便，刺激直肠蠕动排便，或者口服一些通便、导滞的药物。同时还要注意避免大便过于干结擦伤肛周皮肤，引起感染。

259. 帕金森病患者小便失禁或不通如何处理

答：帕金森病患者小便失禁或不通时，应注意评估患者有无尿潴留和尿路感染的症状。对于小便失禁的患者，可以考虑予温肾固涩的中成药治疗，同时还可配合针灸疗法，必要时留置导尿管。另外，还应及时做好局部清理，避免尿液浸渍，造成皮肤损害。对于小便不通的患者，指导患者放松精神，以热敷、按摩腹部等方法刺激排尿，必要时可予导尿和留置导尿管。

260. 怎样护理伴有抑郁症状的帕金森病患者

答：许多帕金森病患者都伴有抑郁症状，其原因有两个方面，一方面是心理性的，患者过分担心自己的病情而造成情绪低落，另一方面是躯体性的，可以考虑运用抗抑郁药物来治疗。护理上，鼓励患者主动表达自己的感受，并注意倾听，以消除患者的负性情绪，改善其闷闷不乐、沉默寡言的状态；鼓励患者正确面对疾病，纠正错误观念；鼓励患者尽量维持过去的兴趣与爱好，多与他人交往，指导家属关心、体贴患者，营造良好的亲情氛围。

261. 怎样护理伴有焦虑障碍的帕金森病患者

答：由于疾病的确诊，以及动作、言语、神态的改变给患者带来心理负担，部分帕金森病患者会出现焦虑障碍。护理上，正确引导患者，可与患者讨论疾病状况改变造成的影响，不利因素的应对，及时给予患者正确的信息和引导；鼓励患者接受和适应目前的状态，鼓励其树立战胜疾病的信心；叮嘱患者按时用药；指导患者维持和增加合适的业余爱好，鼓励患者尽量参加有益的社交活动；让患者保持个人卫生和着装整洁，维护其自我形象。

262. 怎样护理失眠的帕金森病患者

答：任何人都可能失眠，而与帕金森病有关的失眠常见于以下原因：①抗帕金森病药物用量不足，使患者的症状控制欠佳，导致患者入睡困难、早醒等，对于这种情况应及时调整药物用量。②抗帕金森病药物过量造成的精神症状，这也需要在专科医生的指导下适当调整药物。③由于不良精神刺激而引起失眠，包括思想负担、情绪波动等。④因为震颤或僵直等引起疼痛，从而导致睡眠障碍。护理上，帮助患者消除不良精神刺激，通过药物治疗、物理治疗、改变生活方式等来改善失眠给患者带来的不良影响，还应使患者保持正常的昼夜规律，必要时予以镇静止痛或助眠的药物帮助患者入睡。

263. 怎样照料痴呆的帕金森病患者

答：中晚期帕金森病患者常合并痴呆，故护理照料工作需要格外细致。除了药物治疗，还应该注意心理康复与记忆力康复。尊重患者的人格，关爱患者，鼓励患者参加力所能及的活动，可以播放一些他们爱听的音乐，稳定情绪，改善自主神经功能；进行一些简单的智力训练，如记号码等，帮助患者增强记忆；加强对患者的生活护理，协助其进食、饮水、沐浴、大小便等；做好患者的安全护理工作，避免患者登高、单独使用有危险的家电和用具；患者外出时要有人陪伴，衣服内应缝制患者的姓名、住址和联系电话，或者系腕带；细致观察患者变化，注意患者因智能下降不能正确表述的一些不适感受；牢记用药时间、药量，帮助患者按时用药等。

264. 护理帕金森病患者时要注意哪些问题

答：帕金森病多发人群是中老年人，病程漫长，呈进行性加重，故护理上有许多需要注意的问题。①护理工作者应有真诚的爱心，克服困难，呵护患者，使患者感受到爱，从心理上得到安抚，配合医生治疗。②要对帕金森病有一个清楚的认识，正确引导患者面对疾病，做好打持久战的准备。③针对疾病不同时期的情况，分类、分层次开展护理工作。早期，应鼓励患者树立与疾病斗争的信心，向患者讲解一些科学的生活方式、功能锻炼方法等；中晚期，病情进一步加重，易出现躯体运动障碍、语言沟通障碍、疼痛、二便失常、失眠、心境改变等问题，护理人员应当有针对性地开展护理工作。④护理人员还应加强有效的沟通，注意巡视，主动了解患者所需，为患者生活提供方便，同时要注意安全护理、心理护理的管理，并做好健康指导、康复指导，共同努力，为患者服务。

265. 帕金森病患者在日常生活中应该注意哪些问题

答：帕金森病患者在日常生活中应该养成良好的生活习惯，早睡早起，保证充足的睡眠，使精力充沛；要有自己的兴趣、爱好，以乐观的心态面对疾病；能正常工作的患者应坚持工作；创造适宜和方便自己生活及养生的家庭环境，睡硬板床，家务劳动要适量，养成自己动手的习惯，但应当注意量力而行，注意安全；遵医嘱，按时、规律服药，提高依从性，定期到医院复诊，必要时按医生吩咐调整用药及处理并发情况。疾病早期要坚持运动，适量锻炼，增强平衡、姿势步态、面部动作及语音的训练，保持身体正确姿势。饮食宜清淡、易消化，营养搭配合理，进食规律，保持二便通畅，注意防止意外发生等。患者要以良好的心态和情绪与家属、医护人员一同面对疾病。

266. 怎样为帕金森病患者合理安排饮食

答：帕金森病患者的饮食应遵循以下原则。

（1）总热量的摄取：正常成人24小时基础代谢需热量5857.6～7531.2kJ（1400～1800kcal），结合本病及老年人的特点，卧床的帕金森病患者一般需供给热量6276～8368kJ（1500～2000kcal），下床活动的患者一般需供给热量8368～9623.2kJ（2000～2300kcal），仍在从事体力劳动的轻症患者一般需供给热量10041～12552kJ（2400～3000kcal）。

（2）合理膳食搭配：人体需要多种营养素，最主要的是蛋白质、脂肪、糖、维生素和无机盐类。正常情况下，人体所需的营养素比例为糖60%～75%、脂肪15%～20%、蛋白质10%～15%。帕金森病多见于老年人，同时合并自主神经功能紊乱，消化功能多有减退，胃肠蠕动乏力，易痉挛，容易出现便秘及皮肤油脂分泌过多等情况。因此，帕金森病患者应多吃谷类，通常每天吃300～500g的谷类食物，如米、面、杂粮等。患者从谷类中主要能获得碳水化合物、蛋白质、膳食纤维和维生素B等营养物质，并能获取身体所需的能量，而碳水化合物通常不影响左旋多巴的药效。

（3）适量蛋白摄入：合理搭配膳食能起到蛋白质的互补作用，提高蛋白质的净利用率。增加必需氨基酸的数量和品种，使其接近人体的比值，更有利于身体利用。动物性蛋白较植物性蛋白易于吸收，故在膳食中适当给予鱼、奶、蛋、肉等食物。蛋白质饮食不可过量，蛋白质消化中产生的大量中性氨基酸可与左旋多巴竞争入脑，盲目地给予过高蛋白饮食可降低左旋多巴的疗效，蛋白质的每日需要量以 0.8 ～ 12g/kg 体重为宜。肉类食物可以分配在早、晚餐或午、晚餐中，但是对于一些患者，为了使白天的药效更佳，也可以尝试一天中只在晚餐安排蛋白质丰富的食物。患者如有发热、压疮等情况，则要增加蛋白质的供给量。

（4）补充足量的蔬菜和水果：患者应多食富含纤维素和易消化的食物，多吃新鲜蔬菜、水果。每天大约吃 300g 的蔬菜或瓜类，1 ～ 2 个中等大小的水果，从中获得维生素类、多种矿物质和膳食纤维，同时还要避免刺激性食物及烟酒等。

（5）补充充足的水分：摄入充足的水分对身体的新陈代谢有利。由于帕金森病患者出汗多，更应注意补充水分（2000mL/d）。充足的水分能使身体排出较多的尿量，减少膀胱和尿道细菌感染的机会；充足的水分也能使粪便软化、易排，防止便秘的发生。

（6）特殊成分食物的摄入：帕金森病患者应多摄取酪胺酸含量较高的食物，如芝麻、南瓜子、杏仁、脱脂牛奶等，因酪胺酸在肠道内会转化为多巴进入血液中，通过血脑屏障进入脑内，最后转化为多巴胺，而多巴胺有利于改善帕金森病的症状。

（7）食用富含硒的食品：一些研究表明，食用富含硒的食物者帕金森病发病的危险性降低。自然界中含硒的食物非常多，含量较高的有鱼类、虾类等水产品，动物的心、肾、肝，蔬菜中含量最高的为金花菜、荠菜、大蒜、蘑菇，其次为豌豆、大白菜、南瓜、萝卜、韭菜、洋葱、番茄、莴苣、红辣椒等。

帕金森病患者的饮食应注意以下事项。

（1）饮食配比构成：结合患者情况、饮食喜好，注意食品的配比构成，主食与副食的搭配、荤与素的搭配、花色品种的搭配等，以提高患者的食欲，保证营养。食物多样，愉快进餐。多样化食物能满足身体对各种营养的需要，也使饮食本身富于乐趣。

（2）进食方式：对于吞咽困难、饮水呛咳的患者，医护人员应向其讲述怎样预防呼吸道感染，防止隐匿性吸入引起吸入性肺炎，指导患者进食时以坐位为宜，选择易咀嚼、易吞咽、高营养、高纤维素的食物，进流食或半流食，少食多餐。护理人员或家属喂饭时动作应轻柔缓慢，一次进食要少，并缓慢进食；进餐前让患者回想吞咽步骤，进餐时让其将口腔多余的唾液咽下，咀嚼时用舌头四处移动食物，进餐后喝水，将残存食物咽下，防止吸入性肺炎；亦可教患者采用声门上吞咽法来保护呼吸道，即嘱患者屏住呼吸，将下颌贴近胸部，吞咽－咳嗽－再吞咽，必要时进行鼻饲。

（3）药物与饮食的关系：进食与服药不要同时进行，通常服用左旋多巴类药物半小时后进餐，以便药物能更好地吸收。服用左旋多巴类药物时不要与鳄梨、大豆、牛肝、脱脂牛奶、燕麦、猪肉、金枪鱼、山药、酵母以及麦菌同服，以免抑制其药效。应用非选择性单胺氧化酶抑制剂（MAOI）的患者在治疗时和停药两周内不能使用左旋多巴类药物，同时应禁食奶酪、酸奶、巧克力、浓咖啡、含酒精的饮料、香蕉、菠萝、无花果、甘草、肝、用嫩肉粉处理过的肉、腌鱼、酵母、坚果、红酒等含酪氨酸高的食物，以免引起高血压。

（4）饮食治疗个体化：由于患者的病情、身体耐受程度以及用药情况等方面各有不同，故饮食治疗需要个体化，并随情况的改变做相应的调整，如患者同时患有其他疾病，要兼顾这些疾病的特殊饮食要求，在上述饮食原则的基础上尽量选择个人喜爱的食物和菜式，同时在轻松的环境和气氛中进餐，轻音乐对促进饮食有所帮助。

267. 帕金森病患者需要补充维生素、微量元素吗

答：帕金森病患者要多吃新鲜蔬菜和水果，以增加维生素 C 及钾、镁等微量元素。维生素 C 是人体必需的营养成分，能降低血脂，改善血管的通透性，还可增强对感染的抵抗力；钾和镁对血管有保护作用。

268. 帕金森病患者能开车吗

答：帕金森病患者是不能开车的。安全驾驶受到不少疾病的制约，其中包括帕金森病。帕金森病早期对人体正常活动的影响主要表现为震颤与强直，患者如果驾驶汽车确实存在一定的风险。即使在静止的情况下，患者的上臂、下肢和手也可能会颤抖，而肌肉僵硬则能导致患者对头部移动的控制变差，可能因为反应变慢和冻结效应影响患者转动方向盘、刹车、踩油门等动作和对危险的快速反应能力。帕金森病还能引起视力障碍，可能影响患者检查周围和跟随车辆的能力。另外，患者所服用的抗帕金森病药物可能会引起嗜睡或精神症状。因此，建议帕金森病患者避免驾车。

269. 帕金森病患者可以去旅游吗

答：只要不是到了晚期，帕金森病患者还是可以出去旅游，适当锻炼身体，这样对疾病的治疗会有很大的帮助。帕金森病患者出去旅游的注意事项有很多，首先要做好外出前的准备工作。

（1）事先为旅行做好计划，与医生商量旅行的各个方面，医

生会对患者的身体状况进行评估，建议多远的旅途更适合患者。

（2）医生会建议最适合患者的交通方式。

（3）如果药物治疗方案发生改变，最好在外出前就早早开始新的药物治疗方案，这样就能提前监测药物的疗效，且能在外出前调整药物剂量。

帕金森病患者外出时注意的事项如下。

（1）通常选择坐车旅行，因为坐车旅行能让患者根据身体情况调整行程。

（2）旅行的时间也是非常重要的，帕金森病患者易疲劳，因此最好避免长时间的旅行。

（3）外出时随身携带帕金森病药物，如果行李丢失，可以保证药物在身上。如果在旅行中处于不同的时区，可以设置闹钟，以提醒患者准时服药。

还有其他一些注意事项，如携带足够多的药物，避免在其他国家找不到服用的药物；确保住所的交通便捷，入住的房间最好在底层，或靠近电梯、轮椅；旅行时最好选择双肩背包，这样双手就可以做其他事；最重要的是记住医生及医院的联系方式。

270. 帕金森病患者可以过性生活吗

答：适度和谐的房事生活是健康心理、生理的重要保证，故保持健康的性活动对于帕金森病患者特别重要，和谐的性生活可以增强患者的信心。在帕金森病的早中期，患者很少发生勃起和高潮障碍，但是可能会有心理问题，如担心身体形象，感到不太满意、沮丧和焦虑，随着机体残障的进展，身体机动性和敏捷性会逐渐成为一个问题，患者的性伴侣需要与患者进行良好的沟通。男性帕金森病患者可能会发生勃起功能障碍，有时会发生在相对较早的病程中，有许多手段可以治疗这一问题，包括口服药物枸橼酸西地那非片（万艾可）、伐地那非和他达拉菲以及药物直接阴茎注射。有关女性帕金森病患者性功能障碍的相关信息非常少，心理辅导以及其他多种治疗方法可能会有效。某些患者会经历特定抗帕金森病药物引起的性欲亢奋，这种情况发生时需要调整用药。

271. 帕金森病患者会出现哪些并发症

答：（1）机体损伤：当病情迁延影响肢体运动功能后，患者很容易因跌跤而发生骨折等。对动作迟钝、步履不稳的帕金森病患者而言，结冰、湿滑的路面以及厕所、浴室潮湿光滑的地板都是极为危险的场所，要格外小心，一旦发生肢体损伤，无异于雪上加霜。

（2）心理障碍：心理障碍并发症常发生于帕金森病的晚期，主要是由于肢体震颤、僵直，以及缺乏面部表情而呈现的"面具脸"，加上说话含混不清、语调单一、流口水等，使患者常感自卑，害怕参加社会活动，不愿去公共场所而疏于人际交往，久而久之就会发生心理障碍性病证。

（3）消化系统并发症：①营养障碍和水、电解质紊乱，与吞咽困难、饮食减少、液体补充不足有关。②食管扩张，假憩室形成，食管括约肌功能不良，胸骨后有烧灼感。③胃排空延迟，表现为餐后饱胀、恶心、呕吐。④小肠运动功能不良，由此产生腹胀感。⑤结肠功能不良，主要表现为便秘，其高发生率（50% ～ 67%）和顽固性给患者带来痛苦，使医生感到棘手。消化系统的各种并发症都是由于胃肠平滑肌过度紧张、运动缓慢、相互协调不良所致。

（4）感染：是对帕金森病构成威胁的严重并发症。一般的呼吸道感染、发热都会使帕金森病症状加重；患者由于免疫功能低下，经常感冒，容易患支气管炎、肺炎、胃肠炎等；晚期卧床的患者完全丧失生活自理能力，不能独立起坐，甚至不能自行翻身，兼之营养不良，皮肤受压，常致压疮；坠积性肺炎、吸入性肺炎、心功能衰竭也是晚期常见的并发症，最终可以导致死亡。

272. 帕金森病患者怎样预防肺炎

答：由于咽喉部肌肉张力的改变，帕金森病患者常会出现吞咽困难、口水多的情况，易导致吸入性肺炎，故预防帕金森病患者肺炎的发生非常重要。日常生活中需要加强口腔护理，以保持口腔卫生；注意饮食、起居的调护，加强营养，适当运动，增强体质；还要翻身与叩背，以预防吸入性肺炎和坠积性肺炎。

273. 帕金森病患者怎样预防压疮

答：晚期帕金森病患者因四肢僵硬而长期卧床，骨隆突处皮肤要承受外界压力和骨隆突对皮肤的挤压力，受压处缺乏肌肉和脂肪组织的保护，引起血液循环障碍，出现压疮。为预防患者出现压疮，可采取以下措施。

（1）使用波动防压疮气垫：设定每5分钟气室交替循环排气、充气，波动气垫上铺一层褥子，以减少局部的持续性垂直压力性因素；使用充气便盆，尽量做到一次性使用，以减少排便时的不适，避免二便对皮肤的浸渍。

（2）使用电动护理操作床：对于中晚期帕金森病患者，家属很难做到定时的翻身护理，故要求患者使用电动护理床，使患者能够通过遥控面板自我控制体位实施、坐起躺下、背部起落、左右翻身、腿部升降、开关便孔等，以增加床上的活动时间。

（3）做好患者的皮肤护理：至少1周1次的皮肤擦拭消毒，使用0.2%对氯间二甲苯酚溶液擦拭身体，进行皮肤表面的消毒，局部可使用碘伏消毒，同时使用消毒纸巾铺垫个别身体部位；每天清扫床铺，保持床单平整无碎屑；为防止压疮的发生，应加强饮食护理，改善患者体质，这也是日常护理的一个方面。

274. 帕金森病患者怎样预防跌倒

答：预防帕金森病患者跌倒，应从以下方面入手：让患者提高自身的警觉性，在日常生活中提高对预防跌倒的重视程度；保持适当的体育锻炼，延缓中枢神经系统和骨骼肌肉系统的衰老；若条件允许，可以对患者的反应能力和平衡能力做针对性的训练；避免单独外出，避免拥挤的环境，避免高速交通工具；改善家庭环境，规则摆放物品，增加室内照明，在容易滑倒的厨房、洗手间等处保持地面干燥或铺防滑垫；调整床、座椅、马桶、浴缸、楼梯的高度，有条件的可加装扶手，便于老年人使用；穿着宽松舒适的服装，保证鞋底防滑。

275. 帕金森病患者跌倒后如何处理

答：患者跌倒，如果在无人帮助的情况下，应休息片刻，体力有所恢复后再安全起身；若不能自行起身，则应尽快呼救或打电话寻求帮助。家属发现患者跌倒后应及时送患者就医，到专科就诊，让专科医生仔细检查患者全身情况，确定有无损伤及损伤的严重程度，必要时做相应部位的 X 线或 CT 或 MRI 检查，切不可麻痹大意。

276. 帕金森病患者可以吸烟吗

答：众所周知，吸烟有害健康，帕金森病患者能否吸烟目前仍存在争议。国内外流行病学研究结果显示，不吸烟者患帕金森病的概率要高于吸烟者。研究表明，烟草中的主要成分尼古丁以及 4- 苯吡啶和肼可以抑制导致帕金森病的某些神经毒素的毒性作用，促进其降解，提高脑内神经营养因子的水平，从而保护脑内多巴胺能神经元。但亦有研究证实，吸烟时吸入体内的尼古丁使肾上腺释放肾上腺素及去甲肾上腺素，引起血管收缩或痉挛，血流阻力增大，造成血管壁损伤，同时肾上腺素释放可促使血小板聚集，血小板易黏附在有损伤的动脉壁，血小板的释放和聚集使血管收缩，阻力增大，血黏度进一步升高，血黏度升高及血管壁损害易促使帕金森病的发生和发展，故不建议帕金森病患者吸烟。

277. 帕金森病患者可以喝酒吗

答：饮酒与帕金森病的关系目前尚无定论，饮酒可使部分患者震颤暂时减轻，若帕金森病患者无高血压及其他饮酒禁忌证，则可喝少量的白酒或红酒，但大量饮酒对健康不利，不鼓励过量饮酒。

278. 帕金森病患者可以喝茶吗

答：调查显示，长期饮用绿茶可以降低帕金森病的发病率。目前研究发现，绿茶中的主要成分茶多酚可以增加脑内多巴胺的含量，抑制神经毒素，从而对多巴胺能神经元起到保护作用，而茶水中所含的茶碱有助于降低血脂和血液黏稠度，故帕金森病患者可以喝茶。

279. 帕金森病患者服药时要注意什么

答：帕金森病患者服药期间需注意以下事项，以免影响药物疗效，不利于疾病的治疗和康复。

（1）忌药物与食物同食：帕金森病患者的服药时间最好控制在餐前或饭后 1 小时，以防止药物与食物同时摄入会降低药效，影响吸收率。

（2）忌食入过多蛋白质：帕金森病患者应注意少食蛋白质含量丰富的食物，如肉类和奶制品，以防止此类食物在肠道内分解产生大量氨基酸，进而降低药物在肠道的吸收率，但为了防止机体蛋白质缺乏，此类食物可少量安排在晚餐中，既能保证机体的营养所需，还能避免其影响白天的药效。

（3）忌用胃肠动力药：帕金森病患者在服药期间应严格忌用胃肠动力药，以防止此类药物阻断多巴胺的功能，促进胃排空，降低药物的吸收率。

（4）忌用乙酰胆碱类药物：帕金森病的一个主要病因是乙酰胆碱系统功能亢进，导致患者肌肉张力增高、运动减少、肌肉震颤等，故在服药期间应忌用乙酰胆碱类药物，以防影响患者的病情控制。

280. 药效减退时可自行增加药量吗

答：患者一定要遵循"剂量滴定、细水长流、不求全效"的用药原则。帕金森病是慢性病，需长期服药延缓病情发展。当药效减退时，一定要在神经专科医生的指导下调整用药或药量，不要自行增加药量。

281. 帕金森病患者必须按规定服药吗

答：（1）帕金森病的药物需要定时、定量服用，不要随便停药或减药，晚期患者停药1次都可能会使症状明显加重。

（2）帕金森病的治疗必须在专科医生的指导下进行，不能随意增减剂量或停药。日常门诊中，有些患者觉得自己恢复得不错就自行停药，也没有就诊，结果病情进展非常快，故规律用药非常关键。对于第一次发病的患者，用药后会取得较好的疗效，但不代表症状好转就可停药，因为帕金森病会进行性发展，故需终身服药。建议患者千万不要发现自身症状得到改善就自行停药，如果服药时出现某些不适症状，应及时向医生咨询。

（3）患者应了解一些药物的特性和不良反应，以便调整用药。例如，有些药物在进食中服用会降低疗效，应避免与食物同服；有些药物可能会引起嗜睡，不宜在白天服用；有些药物会导致睡眠障碍，则应在睡前几个小时或早上、中午服用，以免失眠。